100년 건강수명을 위한 건강관리법

서양의학, 한의학, 중의학,
공중보건학을 중심으로

이선동 지음
(상지대학교 한의과대학 교수)

100년 건강수명을 위한 건강관리법

2020년 2월 17일 초판 인쇄
2020년 2월 25일 초판 발행

저자_이선동
발행자 _박흥주
발행처_도서출판 푸른솔
편집부_715-2493
영업부_704-2571
팩스_3273-4649
디자인_여백 커뮤니케이션
주소_서울시 마포구 삼개로 20 근신빌딩 별관 302호
등록번호_제 1-825

© 이선동 2020

값_18,000원

ISBN 978-89-93596-92-2 (93510)

100년 건강수명을 위한 건강관리법

서양의학, 한의학, 중의학,
공중보건학을 중심으로

이선동 지음
(상지대학교 한의과대학 교수)

푸른솔

옛 한의학 문헌에 의사는 자신을 찾아온 환자에게 두 손 모아 사죄하라는 말이 있다. 사람을 병들게 하지 않는 것이 의사의 임무 인데 건강한 사람을 병들게 방치한 것은 의사의 책무를 다하지 못 했다는 의미이다. 특히 한의학과 중의학에서 최고의 의사를 聖人, 上工, 上醫, 眞人 등으로 칭송하였다. 이들은 治未病(병들기 전에 치료 한다는 뜻으로 미리 치료를 하여 세상에 아예 병든 사람이 없게 함) 하는 사람 들로 질병을 예방하여 누구도 병들지 않게 하는 의료인을 말한다. 물론 이것은 현실적으로 불가능할 수 있지만 의료인이라면 이러한 태도나 인식을 가져야 한다는 가르침이다.

최근 의료가 크게 발전하여 과거에 치료할 수 없었던 질병이 치 료되기도 하나 아직도 많은 질병은 치료가 안 된다. 여기에 사회·경제 제도의 문제나 한계, 환경오염, 기술 발달, 평균수명의 연장으 로 노인 인구의 큰 증가 등으로 인해 전에 없던 새로운 질병들이 생기고 있다. 특히 현대인들이 앓고 있는 만성 질환의 치료는 더욱 문제가 많다. 최근 건강관리, 예방의학이 크게 관심거리가 되는 것 은 이 같은 치료의학의 한계에서 비롯된다고 볼 수 있다.

어느 누구도 병에 걸려 고생하고 일찍 죽고 싶지는 않을 것이다. 그러나 병에 걸려 일찍 죽는 것은 운명도 아니고 삶의 결론도 아니 며, 삶의 축적의 결과이다. 따라서 죽음을 알려면 이전의 전체적 인 삶의 확인이 반드시 필요하다. 특히 건강은 의학에 의해서 보장 되지 않는다. 의학이 인간의 최대 수명을 바꾸어 놓았다는 증거는 어디에도 없다. 이처럼 건강관리는 의학만으로는 큰 한계가 있어 여러 분야의 참여가 필수적이다.

　나무 한 그루가 잘 자라기 위해서는 온 우주가 필요하다고 한다. 많은 다양한 요소가 관여해야 한다는 뜻이다. 건강관리도 마찬가지이다. 한 인간이 건강하기 위해서는 건강에 필요한 다양한 요소가 모두 갖추어져야 한다.

　이 책은 건강 증진 및 관리를 내용으로 하지만 우리 몸에 타당한 것을 중심으로 하였다. 또한 서양의학, 한의학과 중의학, 공중보건학 분야에서 중시되는 내용을 정리하였다. 이런 점에서 다른 책의 관점과 크게 다르다. 이 책을 통해 모두가 좀 더 건강해질 수 있다면 좋겠다.

❖ 이 책의 주요 내용은 건강관리학이다. 건강할 때 관리를 잘하여 아예 병에 걸리지 않도록 하는 게 목적이다.

❖ Part 1, Part 2로 구성되며 Part 1은 건강관리를 위한 기본 개념, Part 2는 각 건강관리법이다. 각 건강관리법은 서양의학, 한의학과 중의학, 공중보건학에서 건강관리에 특히 중요한 방법을 선정하였다. 서양의학과 공중보건학은 과학적·객관적 근거, 한의학과 중의학은 지난 수천 년간 쌓여진 다양한 경험과 지혜의 내용이 많아 각각 중요한 가치, 의미가 있다.

❖ 보건의학 분야에는 각 건강관리법이 있으며, 이 중 한의학과 중의학은 건강관리법을 양생학(양생법)이라고 한다. 여기에는 정신, 음식과 물, 운동, 일과 휴식, 자연법칙의 준수 등의 방법이 있다. 중요 내용은 건강한 생활습관이고 균형과 조화, 상응을 중시한다.

❖ 이 책은 한국인의 건강수명 연장과 건강 불평등 완화를 목적으로 한다. 최근 통계청 발표에 의하면 한국인의 기대수명(2018년)은 82.7세인데 이 중 유병기간(병으로 고생하는 기간)이 18.3년이며, 저소득층인 의료 급여자가 고소득층인 건강보험 가입자보다 평균수명이 무려 13년이나 짧았다. 즉 유병장수(병으로 고생하면서 오래 사는 것), 부익건(富益健), 빈익병(貧益病)이 심각한 상태이다.

❖ 이 책의 용어 중 의학(서양의학 한의학 중의학 공중보건학 등 보건의료 분야를 포괄하는 일반적인 내용)은 서양의학(서양의학 관련 내용), 한의학 및 중의학(한의학, 중의학 관련 내용), 공중보건학(공중보건학 관련

내용)으로 사용하였다.

❖ 한의학 및 중의학 건강관리법은 관련 용어, 한자 등이 좀 어렵
다. 또한 한의학 및 중의학 의학 용어나 단어를 현대적으로 완
벽하게 풀이하는 게 어렵거나 한계가 있다. 독자들은 이 문제를
공부하여 극복했으면 한다.

❖ 내용 중 《 》은 책(단행본)을 표시한 것이고 연구자의 이름 등에
는 표시하지 않았다.

PART

1

건강관리를 위한

기본 개념

이 파트에서는 건강관리를 위한 기본적인 내용을 소개한다. 의학의 대상인 인간은 무엇이고 치료 대상은 병인가, 몸인가, 인간인가를 생각해보며, 건강은 무엇이고 건강에 영향을 미치는 요인들은 어떤 것이 있는지 알아본다. 특히 질병과 연계하여 건강관리 및 유지의 중요성을 제시한다. 건강관리를 잘못하거나 소홀히 하여 병에 걸리면 무슨 문제가 생기고 어떻게 되는지도 살펴본다. 이외에 의료의 올바른 역할, 건강하기 위해서 반드시 해야 할 것을 제시한다. 이들 내용은 서양의학, 한의학과 중의학, 공중보건학 등 모든 분야를 종합해서 정리하였다.

1

질병은 고통과
조기 사망을 의미한다

인간이 타고난 천수(天壽, 타고난 최대 생존수명)는 120세 정도인데 대부분이 질병으로 조기 사망한다. 오래 살려면 먼저 무병해야 한다는 뜻으로, 무병해야 장수 또는 천수를 누릴 수 있다(無病而延年益壽). 질병은 타고난 수명을 다 누리지 못하게 하고 일찍 죽게 한다. 당장 죽지는 않더라도 질병으로 인한 고통, 후유증, 장애, 불편, 불안감이 육체적, 정신적으로 고통을 주어 생존을 위협하고 삶의 질을 크게 저해한다.

인간은 누구나 건강하고 행복하게 천수를 살고 싶어 한다. 이것은 모든 생명체의 본능이다. 그러나 이러한 본능의 최대 방해자는 당연히 질병이다. 이외에도 천수를 방해하는 것은 자연 재해, 사고, 전쟁 등이 있다.

그동안 인간에게 피해를 주는 질병은 결핵, 콜레라, 천연두, 흑사병, 말라리아, 에이즈 등의 대표적인 감염병들이었고 현재도 이들 질병은 인간의 생명을 노리고 있다. 최근에는 이들 질병보다는 암, 심혈관 질환, 당뇨, 고혈압, 만성 호흡기 질환, 치매, 신장질환 등의 대표적 만성 질환들이 인간의 생명을 빼앗고 있다. 이러한 만성 질환이 전체 사망자의 77%를 차지할 것으로 예상되며, 특히 한국은 81%를 차지할 것으로 예측된다. 이처럼 감염병이나 만성 질환으로 생명을 위협받고 있으며 실제로 대부분은 이들 질병으로 사망하고 있다.

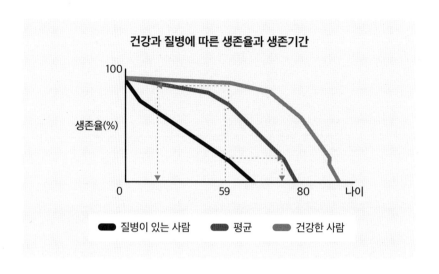

2

최근 보건의료의 문제들

현재 3만 여 종의 질병이 있는 것으로 알려지고 있다. 이들 질병을 잘 치료 및 관리할 수 있고 각 질병의 모든 발병 원인이 규명되어 예방도 잘할 수 있다면 최고일 것이다. 그러나 이들 질병의 2/3 정도는 원인, 기전, 예방 및 치료법 등이 알려져 있지 않다. 여기에는 감기도 포함된다. 즉 감기와 관련된 모든 의학적 요소가 밝혀지지 않았다는 뜻이다. 현재로는 질병에 걸리면 사망하거나 죽지는 않더라도 그 병으로 인한 고통과 불편을 감수해야 한다.

최근 국내외의 보건의료 문제는 다음과 같다.

● 만성 질환이 급증하고 있다.

만성 질환은 바로 낫지 않고 질병 기간이 3개월 이상 계속되며 질병의 특성이 호전과 악화를 반복하고 결국은 악화되는 병을 말한다. 대표적으로 암, 심혈관 질환, 당뇨, 만성 호흡기 질환, 치매, 고혈압, 신장질환, 간질환, 관절질환 등이 해당된다. 한국인의 상위 10개 질환 중 만성 질환이 7개를 차지한다. 이들 만성 질환은 암이 35%, 순환계 질환이 27%, 당뇨병이 5%, 만성 하기도 질환이 3%, 기타가 30%이다. 이들 4대 만성 질환으로 인한 사망자는 만성 질환 사망자의 70%, 총 사망자의 57%를 차지한다. 상당수의 현대인들이 만성 질환을 앓고 있는 것을 알 수 있다.

● 일부 감염병이 증가하고, 전에 없던 새로운 병이 발생한다.

감염병은 바이러스, 세균, 곰팡이, 기생충 등이 사람의 몸에 침입 및 증식하여 일으키는 병을 말한다. 독감, 페스트, 콜레라, 디프테리아, 백일해, 홍역, 말라리아, 에이즈, 결핵, 한센병, 성병, 풍진, 두창 등은 오래 전부터 있어 온 병들이다. 이외에도 신종플루, 사스, 메르스 등은 전에 없었는데 최근 새롭게 생긴 질병이다. 다행히 대다수의 질병은 예방 및 치료법이 있으나, 아직도 일부 감염병들은 그렇지 못하다. 이들 감염병의 유행과 증가는 환자나 가족은 물론 특히 해당 국가, 전 세계의 의학적 문제가 될 뿐 아니라 정치, 경제, 문화에도 심각한 영향을 미치고 있다.

● 건강 불평등이 심각하다.

건강 불평등은 개별, 집단별로 수명, 건강 및 질병 발생 양상이 큰 차이가 있는 것을 말한다. 같은 시대, 같은 하늘 아래에 살면서 누구는 더 건강하고 오래 살며, 누구는 덜 건강하고 빨리 죽는다면 개인적, 사회적으로도 큰 문제이다. 현재 한국을 포함한 모든 나라에서 정도의 차이는 있지만 건강 불평등이 심각한 상태이고 불평등의 정도가 점차 더 커지고 있다. 건강 불평등의 원인은 사회 문제로 소득, 지위, 교육 수준,

직업, 인종 등이 큰 영향을 미치는 것으로 조사되고 있다.

이러한 사회 문제는 특히 오래 전부터 자본주의가 발달해온 영국, 미국 등이 심하고 최근에는 사회주의 국가인 중국에서도 심각한 것으로 나타났다. 또한 북한과 남한은 평균수명이 10년 정도 차이가 나는데, 이는 한민족으로 유전적 요인과 자연환경 등이 동일하지만 민주주의, 사회주의 정치체제의 차이가 낳은 결과라고 할 수 있다. 남한은 1997년 IMF 이후 건강 불평등이 심각한 상태로 조사되고 있다. 2018~2019년 자료에 의하면 상위 20%의 소득을 하위 20%의 소득으로 나눈 5분위 배율이나 소득격차가 2018년은 11배, 2019년 2분기는 13배이다. 또한 최근 2014~2017년 건강보험 빅데이터(big data)를 분석한 결과 의료급여자가 건강보험 가입자보다 무려 평균수명이 13년이나 짧았다. 이로써 생활형편이 어려운 저소득 의료급여 수급자들이 처한 건강 상태의 심각성을 알 수 있다.

● 상당수가 건강허약 상태에 있다.

건강허약 상태는 건강(제1의 상태)과 질병(제2의 상태) 사이에 있는 건강이나 질병도 아닌 제3의 의학적 상태를 말한다. 서양의학에서는 건강 회색지대(health gray zone), 한의학과 중의학에서는 아직 질병이 아닌 미병(未病)으로 부른다. 건강 허약 상태는 현재로는 건강도, 질병 범주에도 포함되지 않은 상태로 건강 단계를 벗어나 있으나 질병이라고 분명히 단정할 수 없는 단계이다. 보통 몸이 피로하며 무겁고, 여기저기 쑤시며, 몸에 이상이 있다고 여겨 병원에 가서 이런저런 검사나 진단을 받으면 모두 정상으로 아무런 이상이 없는 상태를 말한다. 조사에 의하면 건강 허약 상태에 있는 사람이 무려 전체 인구의 40~70%(평균적으로 50%)이다. 건강 허약은 아직 질병은 아니지만 곧 질병으로 진행될 수 있어 의학적으로 매우 중요하다.

● 건강수명이 짧다.

　건강수명은 살아 있는 기간 동안 질병 없이 건강하게 사는 기간을 말한다. "OECD 보건통계 2019"에 발표된 한국인의 주요 지표에 따르면 기대수명이 82.7세(남자 79.7세, 여자 85.7세)로 OECD 국가 중 5위이다. 비교적 선진국 중 수명이 긴 편이다. 그러나 30%(15세 이상 조사)만 스스로 건강하다고 생각하고 있다. 이는 조사 대상 국가 중 가장 낮았다. 호주(85.2%), 미국(87.9%) 등에 비해 국민 스스로 생각하는 자신의 건강 상태는 최하위 수준이었다. 건강수명은 '삶의 질'을 평가하는 중요한 지표 중 하나이다. 심각한 건강 문제나 불치성 질병으로 고생한다면 완전하고 온전한 삶이 아니다. 특히 큰 병으로 장시간 누워만 있거나 자신이나 가족을 알아보지 못한다면 더욱 큰 문제이다.

　한국인의 건강수명은 짧을까? 길까? 통계청 자료에 의하면 한국인의 건강수명은 평균 64.4세이다. 82.7세의 전 생애 중 질병을 앓는 기간이 18.3년이라는 뜻으로 특히 노년기 대부분을 질병으로 고생한다. 한국인은 다른 나라 사람에 비해 건강수명이 매우 짧은 편으로 긴 시간 질병으로 고생하며 고통을 받으면서 살고 있다는 의미이다.

● 각 나라마다 사망 질병이 다르다.

　사람마다 기대수명, 질병, 건강 수준 등이 다르다. 또한 각 나라마다 사망 질병도 크게 차이가 있다. 한국은 암>뇌혈관 질환>심장질환>자살>당뇨병>폐렴>만성 하기도 질환>간질환>교통사고>고혈압 순이며, 미국은 심장병>암>만성 하기도 질환>사고>뇌졸중>알츠하이머>당뇨병

>인플루엔자와 폐렴>신장질환>자살 순이다. 반면에 베트남은 심혈관 질환>암>당뇨병>만성 호흡기 질환>비의도성 손상>설사병>신경계 장애>에이즈와 결핵>교통사고>간경변 순이다. 한국은 암이 가장 많고 자살, 간질환 등이 높으며, 미국은 한국과 달리 심장병이 가장 많고 만성하기도 질환, 알츠하이머(치매) 등이 높다. 베트남은 심혈관 질환이 가장 많고 비의도성 손상, 신경계 장애 등이 높다. 한국과 미국은 대부분이 만성 질환이며, 베트남은 감염질환과 만성 질환이 서로 섞여 있다.

이는 각 나라의 소득과 수입 등 경제 수준, 정치환경, 자연환경, 의료 수준 등이 상호작용한 결과로 볼 수 있다. 조기 사망은 대부분이 질병으로 인한 것이라고 볼 때 이들 사망 질병은 그 나라의 주요 보건의료 문제라고 말할 수 있다.

한국, 미국, 베트남의 10대 사망 질병

순위	한국	미국	베트남
1	암	심장병	심혈관 질환
2	뇌혈관 질환	암	암
3	심장질환	만성 하기도 질환	당뇨병
4	자살	사고	만성 호흡기 질환
5	당뇨병	뇌졸중(뇌혈관 질환)	비의도성 손상
6	폐렴	알츠하이머(치매)	설사병
7	만성 하기도 질환	당뇨병	신경계 장애
8	간질환	인플루엔자와 폐렴	에이즈와 결핵
9	교통사고	신장질환	교통사고
10	고혈압	자살	간경변

3

의학의 관리 범위 및 대상은

1) 의학의 관리 범위

의학은 살아 있는 인간의 생명을 연구하고 관리하는 분야이다. 이전에는 의학의 대부분이 질병 치료에 치우쳤다. 콜레라, 페스트, 결핵 등이 인간을 감염시켜 죽게 했기 때문에 이들 질병의 치료나 관리를 통해 죽지 않게 하는게 중요했기 때문이다. 항생제의 개발 등으로 상당수의 감염병이 치료되고 영양이나 위생 수준이 개선되면서 인간의 수명이 연장되었지만, 반면에 노화나 만성 질환이 증가하기 시작했다. 지금도 치료의학이 의학의 중요 분야이긴 하지만 과거에 비해 건강과 질병 예방 분야의 중요성이 강조되고 있다. 의학의 관리 범위는 건강, 건강허약, 질병이다. 이 중 건강을 상, 중, 하로 세분하고, 건강허약(未病)은 건강 미병, 질병 미병, 질병 전 미병, 그리고 질병은 가벼운 병(輕病), 중간 정도의 병(中病), 무겁고 심각한 병(重病)으로 세분화할 수 있다. 사망(죽음)은 의학의 관리 범위가 아니다.

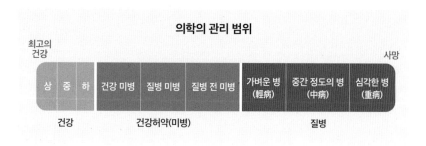

2) 의학의 관리 대상

의학의 관리 범위는 건강과 건강허약, 질병이지만 이외에도 생명에 위협이 되는 여러 요소를 포함한다. 의학의 관리 대상은 과거에 비해 넓으며 다양해지고 있다. 아픈 곳(병소)뿐 아니라 아픈 사람, 환자, 한 인간 등 인간 전체를 관리 범위로 하고 생명 연장뿐 아니라 안전, 행복, 만족, 주관적 삶의 가치 등 삶의 질까지 포함한다. 따라서 의학이란 건강, 질병과 죽음, 안녕, 복지, 도움, 봉사, 행복 등 인간의 생명과 관련된 모든 분야에 대한 직접적인 관리, 접근과 관심을 통해 지금보다 긍정적이고 발전적인 측면으로 바꾸어놓는 예술이다.

의료인의 기본 의무는 인간의 고통을 덜어주는 것이고 병을 앓는 아픈 사람에 대한 봉사이다. 따라서 의료의 본질은 환자에 대한 보살핌이며 생명을 구하고 삶을 풍요롭게 하며 건강을 최대화하고 조기 사망을 지연시키는 일이다. 또한 죽음을 불쾌하고 비참하게 만드는 원인을 제거함으로써 죽음을 두려움의 대상으로부터 받아들일 만한, 견딜 만한 상황으로 변화시킨다. 이외에도 누군가의 인생을 바꿀 수 있는 기회를 제공하기도 한다. 그래서 의학은 인간학이고 인간사랑학이다. 물론 건강, 질병, 생명과 관련된 의학적 사랑이다.

이처럼 의학은 인간의 질병으로 인한 고통을 감소시키고 해결해주는 학문이다. 모든 것을 환자의 아픔과 고통을 같이하는 깊은 공감과 연민, 측은지심에서 출발해야 한다. 의학은 원래 병이 있는 환자의 치료를 목적으로 시작되었지만 점차 예방, 건강 증진 및 보호 영역 등 인간의 생명과 관련된 모든 분야까지 넓어지고 있다.

의학의 관리 대상

협의	광의

• 육체적, 정신적 요소
  (건강관리 및 유지, 질병 치료,
  재활)
	• 육체적, 정신적 요소
	  (건강관리 및 유지, 질병 치료, 재활)
	
	• 행동적, 정서적, 영적 요소
	  (고통 감소, 안녕, 복지, 도움, 봉사,
	  행동 등 삶의 질)
	
	• 정치·경제(불평등, 가난, 소외,
	  고립) 등 사회 요소
	
	• 환경오염, 산업안전환경 요소
	
	• 기타 인간 생명과 관련된 분야

4

보건의료와 관련된 학문 분야는

질병은 독립적으로 존재할 수 없다. 따라서 병에 걸린 한 사람에 관한 모든 사실과 질병에 대한 모든 요소를 함께 관찰, 파악하는 것이 중요하다. 인간의 병이란 한 인간의 내면 세계 및 삶 전체와 연관을 맺고 있으며, 그 인간을 둘러싸고 있는 가족들, 사회 전체와 강하게 연결되어 있다. 그런 의미에서 인간의 질병은 단순한 육체적, 정신적 질환이 아니라 "총체적 고통"이다.

의학은 인간의 질병과 고통이란 문제를 해결하고 감소시키는 학문이다. 따라서 의학은 질병 자체를 없애고 육체적, 정신적 문제뿐 아니라 정서적, 영적인 부분까지 환자와 관련된 요소들을 관리해야 한다. 따라서 의학의 범위는 매우 넓고 다양하다. 인간의 생명에 관여하고 영향을 미치는 모든 것이라고 할 수 있다. 특히 만성 질환은 의사가 치료하는 게 아니다. 만성 질환으로 고생하는 환자가 의사의 도움을 받아 스스로 치료하는 것이며, 의사는 치료 과정의 일부분만 담당할 뿐이다. 환자 자신의 책임 하에 치료가 진행되는 것으로 보는 것이 훨씬 진실에 가깝다.

한 환자를 올바르게 치료하기 위해서는 질병 치료에서 객관적이고 과학적인 데이터를 넘어 개인적인 사항까지 포함해서 판단해야 한다. 의학이란 아주 묘한 것이어서 우리가 생각하는 것보다 훨씬 주관적이다. 의학은 보편성을 전제로 하는 과학적인 측면도 있지만 동시에 주관적 편견을 중시하는 예술적 측면도 있다. 그러므로 의료인은 육체적, 정신적 질병뿐 아니라 그동안의 삶, 인간관계, 직업, 수입이나 재산, 종교 등 모든 것을 확인하고 진단과 치료에 활용해야 한다. 따라서 의료와 관련된 분야는 매우 다양하다. 우선 의학(서양의학, 한의학, 중의학), 공중보건학, 문화사회학, 정치경제학, 예술(음악, 미술), 체육, 윤리학, 문학, 역사학, 철학, 법률학, 과학 등이다. 의료는 인간의 문제를 해결하는 학문이어서 의학만으로는 상당한 한계와 문제가 있으며, 좀 더 올바르고 제대로 하기 위해서는 다양한 분야의 참여와 협조가 필요하다.

* 진화의학(進化醫學, evolutionary medicine, 다윈의학)은 진화의 관점에서 질병의 원인들을 분석하고 메커니즘을 이해하며 치유법 등을 모색하는 의학 분야이다. 인간의 진화 역사를 통해 다양한 신체 반응을 이해함으로써 보다 효율적이고 근본적인 치료를 하려고 한다.

의료와 관련된 학문 분야

- 보건의료(서양의학, 한의학, 중의학, 공중보건학, 진화의학* 등)
- 인문과학(윤리학, 문학, 역사학, 철학, 법률학 등)
- 사회과학(정치학, 경제학, 문화사회학 등)
- 예술체육학(음악, 미술, 체육, 기공학 등)
- 자연과학(유전학, epigenetics, 생물학, 물리학, 생화학, 화학, 기후학 등)

5

의학의 공헌도는

병이 생기면 사람들은 병의원, 한의원을 찾는다. 치료받으면 당연히 자신의 병이 완치되거나 다 낫지 않더라도 지금보다는 호전될 것으로 믿는다. 그러나 반드시 이렇게 된다고 확신할 수 없는 게 현실이다. 그동안 인간의 수명이 크게 길어졌고 건강 수준도 좋아진 게 사실이다. 또한 의학 수준도 좋아져 의료의 역할도 크게 향상되었다. 하지만 아직도 전체 질병의 2/3는 원인, 기전, 예방 및 치료법 등이 연구되지 않아서 정확한 의학적 조치를 할 수 없다. 특히 상당수 만성 질환의 상황은 더욱 그렇다. 만성 질환은 확실히, 완벽하게 치료할 수 있는 완치법은 없고 대부분이 증상 관리나 일시 호전 정도이다. 그리고 치료를 중단하거나 치료 후 일정한 시간이 지나면 다시 대부분이 재발한다.

1900~2000년의 100년 동안 미국인들의 수명은 35세에서 75세로 40년 늘었는데 미국의학협회에서 이렇게 늘게 된 요인을 연구하였다. 여기에 공헌한 요인은 영양, 위생 개선, 피임 기술의 발달, 사회정치적 안정성, 의학이었는데 이 중 의학은 전체의 5년이었다. 생각한 것보다 공헌도가 크지 않다. 영양이나 위생, 갈등, 싸움, 전쟁이 없는 평화로 평균수명이 크게 늘어나 인간은 전

에 비해 오래 살고 있다. 현재에도 의사의 치료와 처방으로는 20%만 치료되고 나머지 80%는 환자 스스로 내면의 치유 과정을 활성화해서 치료되는 것으로 알려지고 있다.

1900~2000년(100년) 동안 미국인의 수명 연장에 공헌한 요소(순위)

1. 영양
2. 위생 개선(물과 식품 등)
3. 피임 기술의 발달
4. 사회정치적 안정성
5. 서양의학

서양의학, 한의학과 중의학, 공중보건학 등의 보건의료 관련 모든 분야가 과거에 비해 크게 발전, 변화하고 있지만 아직도 갈길이 멀다. 서양의학은 위험하고, 한의학은 애매모호하며 공중보건학은 평균 의학 관념에서 벗어나지 못하고 있다. 제각각 많은 한계와 문제를 갖고 있다는 뜻이다. 특히 서양의학은 감염병에서 상당한 공헌을 했다고 하지만 그동안 영양과 위생이 크게 향상되고 개선되면서 백신이 나오기 이전부터 감염질환은 이미 감소되고 있었다. 최근 새로 출현하는 상당수의 감염질환은 제대로 치료가 안 되고 있다. 과거에 비해 일부 성과는 있지만 아직도 상당한 문제가 있다.

이의 근본적인 원인은 살아 있는 인간의 내부에서 일어나는 모든 것을 알지 못하고 있기 때문이다. 인간 내부에서 일어나는 생명 현상은 동시다발적이고 너무 복잡하며 다양하고 변화가 심하다. 현재의 연구 수준과 기술로는 정확하게 측정하고 규명하는 데 많은 한계와 어려움이 있다. 이처럼 의학은 많은 부분에서 정답이 없고 완성되지 않았으며 앞으로 많은 발전과 변화가 필요하다.

6

인간이란 생명체의 특징

1) 인간이란 무엇인가?

대체 인간은 무엇인가? 아마도 이 물음은 세상에서 가장 어렵고 근원적인 질문일 수 있다. 철학, 종교, 문학, 생물학의 질문이기도 하지만 특히 의학의 핵심적인 궁금증이고 가능한 반드시 완벽한 답을 얻어야 하는 것이기도 하다. 그러나 불행히도 아직 완벽하고 완전한 답은 없다. 전문가들은 세상의 모든 학문 분야 중에서 우주의 생성과 생명 분야는 아직도 알려진 게 적다고 동의한다. 그래서 누군가는 인간을 미스터리하다 했고 신비하다고도 했으며, 또 누구는 신이 내려준 가장 복잡한 구조이기에 무엇하나 확실한 게 없는 생명체라고 하였다. 앞으로도 인간을 알기 위한 노력이 더욱 필요하다.

현재까지 알려진 수준에서 인간이란 생명체를 알아보자.

우선 인간은 생명체로서 완벽하지 않은 것 같다. 진화론에 의하면 인간은 처음부터 완벽한 인체 설계로 만들어진 생명체가 아니고 자연계에서 우선 생존하고 살아남기 위한 투쟁 과정의 결과물이다. 또한 신에 의해 좀 더 완벽한 설계로 만들어졌다면 삶의 중간에 질병에 걸리거나 사고로 죽지 않을 것이다. 인간은 처음부터 부실하게 태어나거나 내외부의 병인에 노출되면 곧바로 질병에 걸려 죽기도 한다. 무언가 허술하고 완벽하지 않은 것을 볼 때 신의 작품은 아닌 듯하다.

또한 사람마다 다르고 변화도 심하다. 모든 인간은 호모 사피엔스(Homo sapiens)라는 동일종이지만 서로 크게 다르다. 육체적인 생김새, 크고 작음, 강하고 약함이나 행동, 생각, 정서, 이외에도 영적, 정신적 면 등이 인간마다 큰 차이가 있다. 아울러 이러한 요인들이 사람마다, 상황, 환경 등에 따라 변화가 크다. 같은 질병을 갖고 있는 환자라 해도 치료율, 생존율이 크게 다르며, 어제의 나와 오늘, 내일의 나가 다르다. 우리 몸 내부에서 일어나는 생리적, 병리적 과정도 기초, 기본만 같을 뿐 서로 차이가 있다. 외부 환경의 영향에 대한 반응은 더욱 다르거나 차이가 있다. 좀 심하게 말하면 인간은 서로 다른 종이라고 할 정도이다.

여기에 의학이나 과학 기술 수준의 한계도 문제이다. 인체 내 생명 현상은 동시다발적으로 나타나는데, 예를 들어 인체 내에서는 1초에 200~300개의 생화학 반응이 동시에 발생한다. 현재 의학 기술로는 이를 한꺼번에 측정할 수 없다. 일부분만 따로 떼어내서 측정할 뿐이다. 부분적으로나 일부만 측정이 가능하여 인체 내에서 일어나는 생리적, 병리적 현상을 종합적, 전체적으로 알 수가 없다. 인체 내에서는 1+1은 2일 수도 있지만 10이나 1,000 또는 무한대일 수도 있기 때문이다.

더욱 복잡한 것은 인체는 타인이나 외부 환경, 상황에 맞추어 대처하거나 변화한다는 점이다. 이러한 과정에서 인체는 큰 영향을 받게 되어 변화를 겪는다. 이와 같은 인체 내외부의 상호관계를 종합적으로 모두 고려하고 반영하거나 측정하는 기술은 없다. 따라서 현재로는 인간에 대해 알려지거나 확인된 게 그리 많지 않아 인간이란 무엇인가에 대한 질문에 완전하고 완벽한 대답을 할 수 없다. 인간의 내외부에서 일어나는 생명 현상이 완전하게 밝혀지기까지는 여전히 의학은 일정한 문제나 한계가 있을 수밖에 없다.

이처럼 인간은 불확실(uncertain)하고 신비스런 존재이다. 생명은 신비하고 오묘하며 난해하다. 그러나 더욱 문제는 앞으로도 인간의 힘으로는 인간이란 생명체를 완전히 안다는 것이 불가능할지도 모른다는 점이다.

2) 진화의학적 측면의 인간

찰스 다윈(1809~1882)의 역작인 《종의 기원》은 너무나 유명하지만 일부 전공자를 빼고는 정작 읽은 사람은 별로 없다. 잘 아는 것처럼 《종의 기원》의 핵심 개념은 자연선택(natural selection)이다. 이에 대해 다윈은 "어떤 개체들에 유익한 변이들이 실제로 발생한다면 그로 인해 그 개체들은 생존투쟁에서 살아남을 좋은 기회를 가질 것이 분명하다. 또한 대물림의 강력한 원리를 통해 그것들은 유사한 특징을 가진 자손들을 생산할 것이다"고 했다. 자연선택이란 변이는 신의 섭리로 일어나는 게 아니라 생물들이 생존, 투쟁하는 과정에서 자연적으로 벌어지는 선택이다. 살아남기 위해서 생존투쟁이 필요하고 살아남은 생물종이 자연선택을 받게 된다. 5억 4000만 년 전에는 다른 연체동물에 비해 너무나 작고 약했던 동물이 이후 살아남아 척추동물의 선조가 되었다.

이런 측면에서 인간을 정의하고자 할 때 그 기준은 현재뿐 아니라 긴 삶의 진화 과정인 과거를 반드시 포함시켜야 한다. 현재만으로는 큰 핵심을 빠뜨린 것으로 문제가 있다. 현재의 인간은 어제까지의 삶이 축적된 결과물이기 때문이다. 즉 현재의 인간을 정의하거나 의학적으로 환자의 병을 치료하고 건강을 관리하고자 할 때 긴 진화 과정을 빼거나 간과해서는 안 된다. 특히 진화론에 근거한 진화의학적 처치나 관리가 매우 중요하다. 예를 들어 여성은 남성과 달리 유방암, 치매, 우울증, 심장병, 골다공증에 잘 걸리는데 그 이유가 무엇인지 아는가? 진화생물학적 연구에 의하면 여성의 신체, 생리 기능은 질병 감소와 건강장수가 아니라 다음 세대의 출산과 양육에 초점이 맞추어져 있다는 것이다. 여성이 남성보다 질병을 예방하기 어려운 이유가 진화 과정에서 얻게 된 이런 특성 때문이므로 이를 제대로 이해해야 건강을 지킬 수 있다. 여성에게 특정 질병이 많은 것은 문화적, 사회적 문제가 아니라 긴 시간 동안 생존 및 번식투쟁에서 얻어진 진화의 결과이다.

인체 내에서 일어나는 생명 현상들을 제대로 이해하려면 반드시 진화론에 바탕을 둔 과거의 삶을 알아야 한다. 진화에 비추어 보지 않고는 생물학이나 의학의 어떤 것도 이해되지 않는다. 인간은 수백 만 년 동안 부족 중심으로 사냥과 채집을 하는 이동적인 삶을 그만두고 지난 1만 년 전부터 큰 규모의 농업과 정착생활을 했다. 이어 최근 200~300년 동안은 대규모의 집단생활을 하거나 산업화와 기계화로 아예 이동과 움직임이 없는 삶을 살고 있다. 진화적 삶과 반대이다. 진화적으로 완전한 불일치(mismatch) 삶이다. 의학적으로는 이러한 불일치 삶이 불행하게도 인간이 기술이나 문화를 통해 창조한 새로운 환경에 우리 몸이 잘 적응하지 못하는 결과를 초래해 우리는 많은 비감염성 질병(NCD, 만성 질병)에 걸린다. 또한 증상을 너무 효과적으로 치료하는 탓에 질병의 원인을 그냥 놔두면서 의도하지 않게 불일치 질병을 촉진하기까지 한다. 인간을 제대로 온전히 이해하기 위해서도, 그리고 의학적으로 올바르게 건강관리나 질병 치료를 하기 위해서도 진화론적 관점의 중시와 관리가 매우 중요하다.

진화론과 불일치되어 발생하는 만성 질병 (추정)

위산 역류 및 만성 속쓰림, 위궤양	평발
여드름	녹내장
알츠하이머병	통풍
불안장애	망치 발가락
무호흡증	치질
천식	고혈압 및 심장병
무좀	요오드 결핍증(갑상선종 및 크리틴병)
주의력결핍과잉행동장애(ADHD)	매복 사랑니
암(유방암 등 특정 종류)	만성 불면증
손목굴 증후군	과민대장 증후군
충치	젖당 소화장애
만성 피로 증후군	요통
간경변증	부정교합
만성 변비	대사증후군
관상동맥질환	다발경화증
크론병	근시
우울증	강박장애
2형 당뇨병	골다공증
기저귀 발진	발바닥 근막염
식이장애	다낭성 난소 증후군
폐기종	자간전증
자궁내막증	구루병
지방간	괴혈병
섬유조직염	치매

3) 의학적 인간이란

의학은 살아 있는 인간을 대상으로 한다. 그리고 의학의 역할은 건강관리와 질병 치료를 통해 생명을 유지하고 보호하는 일이다. 따라서 의학적 역할을 제대로 하려면 먼저 인간 내부에서 일어나는 현상을 완벽하게 아는 게 중요하다. 동시에 외부의 영향에 어떠한 반응을 하는지도 알아야 한다. 그러나 불행하게도 현재는 이러한 현상들을 부분적으로 일부분만 알 수 있고 완전히 전체적으로는 알 수 없다.

이외에도 그동안 의학은 육체 문제에 관심이 집중된 까닭에 뇌, 정신, 감정, 행동, 영적, 라이프스타일, 사회 및 자연환경의 영향에 소홀했다. 한 인간을 제대로 온전히 치료하고 예방하려면 과거와 현재를 포함하여 육체적, 정신적, 영적, 사회적 및 자연적 존재임을 인정해야 한다. 일부에서는 인간의 정의뿐 아니라 의학적 관리 범위의 문제 등으로 비교적 좁은 시각으로 인간을 규정하기 위해 "의학적 인간학"의 관점을 제시하기도 했다. 당연히 인간은 생물학, 육체, 정신만의 생명체는 아니고 과거와 현재, 각자의 고유한 특성인 개성, 행동, 생각, 철학 등이 있으며 내면세계 및 삶 전체와 연관을 맺고 있다. 동시에 그 인간을 둘러싸고 있는 가족들, 사회 전체와 강하게 연결되어 있다. 또한 자극을 받는 대상의 유전적 성향, 살아온 과정, 사회적 관계, 문화 등의 모든 층위를 포괄하는 복잡성의 총체이다. 이러한 다양성과 복합성의 차이로 같은 병이라도 환자의 운명은 천차만별이다.

4) 환자는 누구인가

환자는 병이 있는 사람을 말한다. 건강한 사람도 본래 다양하고 변화도 심한 생명체이지만 병이 있는 환자는 그 정도가 훨씬 심하다. 병으로 인한 고통, 불편, 불안감, 후유증이나 장애가 있고 특히 큰 병인 경우는 곧 죽을 수 있어 더 큰 육체적, 정신적인 고통과 불안감이 있다. 질병은 인간의 생존본능에 대한 경고로 인간이 겪을 수 있는 가장 큰 위험에 빠지게 한다. 물론 질병마다 환자에게 미치는 영향이 서로 다르다. 쉽게 낫는 병이 있는 반면에 난치성, 불치성 질병이 있고, 육체적 고통이 큰 질병이 있으며, 정신적, 정서적, 영적으로 문제를 일으키는 병들이 있다.

질병이란 그동안 각 환자가 살아오면서 쌓아온 삶의 축적의 결과이다. 단순히 환자가 안고 있는 생리병리적, 임상적 신체 기관별 문제가 아니다. 따라서 환자라는 한 인간의 삶 전체 속에서 이해해야 한다. 질병은 신체적, 정서적, 사회적 고통을 포함하는 종합적인 현상이다. 의학은 인간의 몸(육체)과 정신, 과학, 철학, 윤리 등 삶의 모든 분야를 아우르는 인간학의 결합이다.

사람이라면 누구나 아픔을 간직하고 살아간다. 때로는 견딜 수 없는 격렬한 통증이나 암일 수도 있고 미래에 대한 두려움일 수도 있다. 또한 지긋한 삶의 무게일 수도 있다. 당연히 의료인은 병을 앓는 사람을 이해하기 위해서는 인간이 무엇인가에 대해 좀 더 자세히 살펴보아야 한다. 그러나 현재 대부분의 의학은 병든 곳인 병소(病所), 환부(患部)에만 관심이 있고 이곳의 문제만을 해결하려고 한다. 환자를 단지 질병이나 장애를 가진 사람으로만 여기는 것이다. 하지만 환자는 정상인처럼 개성을 가진 사람이고 온전한 생명체이다. 환자는 병이 있지만 살아 있는 온전한 한 인간이다.

5) 인간은 다양하다. 그 진짜 이유는

인간이란 선천과 후천, 과거와 현재의 모든 것이 합해진 "모든 층위를 포괄하는 생명체"이다. 그동안 백인은 흑인, 황인과 다르다고 주장해왔다. 그러나 1990년 게놈 프로젝트(genome project)에 의해서 백인, 흑인, 황인 간의 유전자가 같다는 사실이 밝혀지면서 이것이 틀렸다는 점이 알려졌다. 현재로는 세상의 모든 인간들 간에는 유전자가 99.9% 동일하고 0.1%만 서로 다른 것으로 알려지고 있다. 0.1%는 무시해도 되는 수치로 유전자에서는 인간은 모두가 같다고 할 수 있다. 그러나 최근 연구에서 유전자가 100% 동일한 일란성 쌍둥이도 수명, 건강과 질병 종류 등 보건의료 면에서 서로 크게 다른 것으로 밝혀지고 있다. 생명 현상을 유전자 결정론으로 보면 일란성 쌍둥이는 유전자가 100% 동일해서 같은 나이에 죽고, 동일한 건강 수준과 질병을 가져야 한다. 그런데 쌍둥이 간의 차이는 크다. 왜 그런가?

쌍둥이의 질병별 일치율

질병 종류	일치율(%)	
	일란성	이란성
간질	70	6
다발성 경화증	17.8	2
조현병	40	4.8
조울증	62	8
골관절염	32	16
류마티스 관절염	12.3	3.5
건선	72	15
구순구개열	30	2
전신 홍반성 루푸스	22	0

인간의 몸에는 2만 3,000개의 유전자가 있는데 유전자 배열(DNA sequence)은 같으나 이들 유전자의 기능이 다른 게 밝혀지고 있다. 예를 들어 어떤 사람의 1번 유전자는 작용을 하지만(gene expression) 다른 사람은 아니다. 작동하지 않고 그냥 죽은 듯이 있다(junk gene)는 것이다. 이처럼 사람마다 유전자의 배열만 같지 쓰임이 전혀 다르다. 생명 현상의 다양성이 시작되는 순간이다. 유전자 중 암 발생 유전자가 작동하면 암에 걸리며, 그 중에서 작동하지 않거나 작동하지 않게 하면 암에 걸리지 않는다. 이러한 각 유전자의 기능은 다행히도 내가 어떻게 하느냐에 따라 다르거나 차이가 있다. 예를 들어 먹는 음식, 부모의 사랑과 보살핌, 모유와 분유 수유, 환경 오염물질 노출, 태내 환경, 가난과 부자 등 살면서 노출되는 요인에 따라 유전자의 작용이나 기능이 달라진다. 이것을 에피제네틱(epigenetics, 후성유전학)* 이라고 하는데, 에피제네틱 측면에서 볼 때 모든 인간의 내부에서 일어나는 생명 현상은 다르다고 할 수 있다. 즉 인간의 기본 기능은 같을지 몰라도 구체적, 세부적으로는 서로 다르다. 이것이 인간이다.

* 에피제네틱 (epigenetics, 후성유전학)은 DNA의 염기서열이 변화하지 않은 상태에서 DNA 메틸화, 히스톤 변형 등으로 유전자 발현(작용과 기능)의 촉진, 억제를 조절하는 연구 분야이다. 유전자 발현은 음식 및 영양, 환경 오염물질, 사랑 등의 여러 요소에 의해 영향을 받으며 이러한 결과는 4대까지 유전되는 것으로 알려져 있다.

7

치료 대상이
질병인가, 몸인가, 환자인가

의학의 최종목표는 환자를 죽지 않게 하여 오래 생존하게 하는 것이다. 이를 위해 어떻게 해야 하는가가 중요하다. 치료의 목표, 즉 의학적 치료와 관리 대상이 무엇인가가 매우 중요하다. 질병(병소)인가? 몸(육체)인가? 환자인가?

의학계에 '수술은 성공했으나 환자는 죽었다'는 말이 있다. 앞뒤가 전혀 안 맞는 매우 이상한 상황이다. 의사는 환자를 살리기 위해 최선을 다하여 수술했을 것인데 결과적으로 전혀 원치 않는 상황이 되어버린 것이다. 환자를 살리기 위해 열심히 수술한 의사도 이러한 상황에 대해 수술이 잘못되었다고 인정하기는 쉽지 않을 것이다. 특히 수술한 의료인의 입장에서 매우 난감한 상황이다. 이러한 상황이 벌어진 이유는 여러 가지가 있을 수 있지만 치료의 목적을 환자의 생명보다는 질병의 치료에 둔 결과일 수 있다. 수술이나 치료의 최종 목적이 환자의 생명 연장(죽지 않게 함)인데 환자의 전체적인 상황을 고려하지 않은 채 인체의 일부인 질병 치료에만 중점을 두다 보니 환자가 버티기 힘든 무리한 수술 등으로 사망할 수 있다. 이것은 치료의 목표나 목적이 잘못되거나 어긋나서 비롯됐다고 볼 수 있다. 즉 병소, 질병, 몸 중심적 치료를 무리하게 한 결과이다. 치료의 목표를 질병 중심에서 병을 앓고 있는 환자 중심으로 전환해야 한다. 환자라는 인간을 대상으로 해야 한다.

온전한 치료는 질병 치료와 동시에 정신, 정서, 영적 차원 등을 치유해야 한다. 의학적 치료 대상은 환자 전체이고 당연히 전인의학(holistic medicine)적 접근이 중요하다. 더 나아가 환자의 병을 치료하는 게 아니라 병든 환자의 생명력을 조절해야 한다. 환자의 '생명력'을 길러줌으로써 병을 치료하는 것이다.

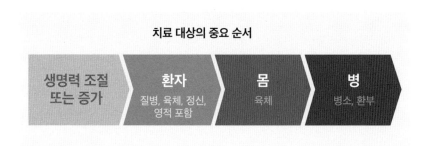

치료 대상의 중요 순서

| 생명력 조절
또는 증가 | 환자
질병, 육체, 정신,
영적 포함 | 몸
육체 | 병
병소, 환부 |

8

인체에서 일어나는
생명 현상의 특징은

인간은 살아 있는 한 생각하고, 일하고, 움직이고, 숨쉬고, 자고, 먹고, 마시고, 소화하고, 배설한다. 이것은 살아 있다는 의미이고 살아 있는 생명체의 공통된 특징이다. 이 중에 하나라도 정상적이지 않으면 환자가 되고 심한 경우는 사망할 수 있다. 인체의 모든 기능이 정상적이어야 건강하고 오래 생존한다. 건강 유지와 질병 예방을 위해 다양한 노력을 끊임없이 해야 한다. 그러나 나 혼자만의 노력으로는 건강하게 오래 사는 게 어렵다. 왜냐하면 모든 생명체는 주변의 사람, 사회, 자연과 상호 영향을 주고받으며 생존해야 하기 때문이다. 또한 몸 내부에 셀 수 없을 만큼의 다양한 요인이 있고 몸 밖으로 나 이외의 인간, 사회, 자연환경 등의 요소들까지 합하면 수만 가지가 나에게 영향을 미친다. 이러한 인체의 상황 때문에 의학 연구가 어렵고, 인간도 완벽하게 건강을 관리하고 유지하기가 불가능하다.

현재까지 알려진 인체의 생명 현상은 다음과 같다.

- 차례차례로 발생하거나 순차적이지 않고 육체(생화학 반응), 정신(정서적, 심리적 현상), 영적, 행동적 현상이 순간적이며 동시다발적으로 일어난다.
- 본질적으로 복잡하고 서로 얽혀 있다.
- 과거의 나와 오늘의 나는 같지 않다. 즉 수시로 자주 변한다.
- 인체 내 생리·병리·생화학 반응이 사람마다 기본적으로 차이가 있다.
- 사람마다 유전자의 기능이 서로 다르다.
- 불확실성이 커서 예측이 어렵다.
- 마음, 정서, 정기신(精氣神) 등의 무형적 요소는 측정이 어렵거나 불가능하다.
- 인간 내부, 외부, 주변의 요소들이 인간에게 직간접적으로 영향을 미친다.

9

의학은 인간사랑학이다

현재 의학은 완성되지 않았고 특히 인체 내부에서 일어나는 생명 현상도 많이 밝혀지지 않아서 의료는 상당한 한계가 있지만 의료인은 최선, 최고로 본연의 임무를 다해야 한다.

의료인의 실력, 경험, 판단 및 지혜 부족은 죄악이며, 따뜻한 마음과 인성이 없으면 의료인의 자격이 없다. 앞선 의술만이 진정한 환자 사랑이다. 의학은 완성되지 않은 학문이지만 타인의 고통을 덜어주는 휴머니즘에 기초한다. 의료는 살아 있는 인간의 생명을 다루는 분야이다. 의료인은 다른 직업과 달리 인간을 사랑하고 아픈 사람을 측은히 여기는 따뜻한 마음을 가져야 한다. 세상에서 타인을 위하는 가장 위대한 일은 "목숨을 구하는 일"이라고 생각한다. 타인의 목숨을 구하고 연장했다면 '친절'도 의술이다. 의학, 의술의 범위는 매우 넓다. 의학은 아무나 하면 안 된다. 너무 돈을 우선하거나, 자기 중심의 사고를 가지거나, 차디찬 마음을 품은 자는 의료인이 되면 안 된다.

의료인에게 사람을 사랑하고 보호하며 특히 아픈 환자를 측은히 여기는 따뜻한 마음은 필수적이다. 좀 더 진정으로 인간을 사랑하는 방법은 높은 전문성, 다양한 경험, 지혜, 판단력 등을 위해 꾸준히 노력하는 것이다. 또한 의학적 효과를 극대화하기 위해 환자와의 공감, 내면과의 연결을 최대화하는 것이 중요하다.

10

건강이란?

1) 건강의 정의

다들 건강이란 병이 없는 것이라고 알고 있다. 그러나 반만 정답이다. 의학의 대상이 건강과 질병만 있었던 때는 맞는 말이지만 현재는 건강, 건강허약, 질병으로 세분화 되어 있기 때문이다. 건강 외에도 건강허약이 있어 병이 없어도 반드시 건강은 아니라는 뜻이다. 또한 대부분은 건강하다는 것을 육체적 측면으로만 한정한다. 그러나 잘 알다시피 인간은 몸(육체)뿐 아니라 정신, 정서, 심리, 영적, 행동 및 사회 측면, 기타로 구성되어 있다. 또한 한의학이나 중의학에서는 이들 이외에도 血, 精, 氣, 神, 체질, 津液(진액), 水는 건강의 중요 요소들이다. 이처럼 인간의 구성요소를 어느 관점으로, 어느 선까지 보느냐에 따라 건강의 정의도 크게 다르다.

실제로 WHO에서는 건강을 단순히 질병이 없거나 허약하지 않으며 육체적, 정신적, 사회적으로 안녕한 상태로 정의했다. WHO는 건강의 구성요소를 육체적, 정신적, 사회적 관점으로 봤다. 서양의학은 정상적인 신체 상태로 육체적으로나 정신 질환이나 고통이 없고 완전하여 신체의 각 부분이 고유한 생리 기능을 수행하는 상태로 정의한다. 모든 부속품이 정상적으로 작동하는 기계처럼 신체의 각 부위가 효율적으로 작동하는 상태를 건강한 상태로 여긴다. 이처럼 서양의학에서는 육체, 정신의 신체적, 생리적 기능이 정상적인 것을 중요시한다.

* 한의학과 중의학의 중요개념
- 인체의 필수적인 구성요소 : 血(혈액), 精(생명을 구성하는 가장 기본적인 물질), 氣(생명을 유지하는 무형의 에너지), 神(정과 기를 주재하는 생명 그 자체의 활력), 진액(인체에 필요한 영양분), 水(물 또는 수분)는 인체를 구성하고 건강을 유지하며 증진시키는 데 필요한 중요 요소이다.
- 이들 중 精은 積精(精을 쌓음), 氣는 養氣 및 運氣(氣를 길러 운행함), 全神(온전한, 완전한 정신력)을 건강한 상태로 규정한다. 이들 정기신은 정은 기로, 기는 신으로 전환될 수 있으며 기는 정과 신 사이에서 교량 역할을 한다. 정기신은 건강, 질병, 수명 등을 결정하고 큰 영향을 미치는 인체의 세 가지 보물이다.
- 氣血은 항상 같이 체내를 순환(운행) 한다.

한의학과 중의학*은 몸과 정신의 통일, 사람과 사회, 자연의 조화 및 상응, 그리고 氣血의 정상적인 순환 상태를 건강한 상태로 정의한다. 이외에도 인체가 積精, 養氣 및 運氣, 全神으로 精氣神의 기능이 완전한 상태로 정의하기도 한다. 또한 어떤 이는 건강은 질병이 없는 상태가 아니라 생물학적, 심리적, 사회적 안녕 상태라고 했다. 이 정의의 특징은 생물학적인 측면뿐 아니라 몸의 심리·사회적 민감성을 중히 여긴다는 뜻이다. 또한 건강을 평소 신체적으로 여가 활동이나 생활을 하는 데 특별한 장애나 불편이 없고 정신적, 정서적으로 행복하고 우울함이 없으며 주변 사람들과의 비교에서 큰 차이가 있는 본인 스스로의 만족함이 있는 상태로 정의하기도 한다.

이처럼 건강은 WHO, 각 의학, 전문가마다 다양하게 정의된다. 과거에는 건강을 단순히 질병이 없는(특히 육체적, 정신적 측면) 상태, 질병의 반대 및 상대적 개념으로 단순하게 사용했지만 최근에는 다양한 요소를 건강에 포함시키고 있다. 이처럼 건강의 정의에 큰 차이가 있는 것은 인체를 바라보는 관점의 차이 때문이다. 특히 살아 있는 인간의 특성이나 구성요소가 매우 다양한데서 비롯된다고 할 수 있다.

각 분야별 건강 정의

WHO, 공중보건학	• 단순히 질병이 없거나 허약하지 않으며 육체, 정신, 사회적으로 안녕한 상태
서양의학	• 정상적인 신체 상태로 육체적, 정신적 질환이나 고통이 없고 완전하여 신체의 각 부분이 정상적인 생리 기능을 수행하는 상태
한의학과 중의학	• 음양의 평형과 균형 상태 • 몸과 마음의 통일, 사람과 사회, 자연의 조화나 상응, 氣血의 정상 순환
이선동 등	• 인체 외부적으로는 사회와 자연환경에 잘 적응하며 내부적으로는 개체마다 각기 다른 차이를 잘 조절하고 積精, 養氣 및 運氣, 全神의 기능이 완전한 상태로서 인간과 관련된 모든 사물들이 서로 조화 및 균형을 이룬 상태
기타	• 질병이 없고 생물학적, 심리적, 사회적으로 안녕한 상태 • 평소 신체적으로 여가 활동이나 생활을 하는 데 특별한 장애나 불편이 없는 상태

2) 건강 결정 요인은 다양하다

건강모형에는 생의학모형, 역학모형, 사회생태학모형, 보건의료정책분석을 위한 역학모형 등 여러 가지가 있다. 전문가마다 건강 개념이나 건강에 미치는 요인 또는 건강의 결정 요인 등을 다양하고 다르게 본다는 뜻이다. 그동안 의학은 주로 질병 치료, 육체 중심으로만 연구되어 왔다. 역사적으로 볼 때 페스트, 콜레라, 두창 등의 감염병이 유행하면 상당수의 사람들이 발병해서 며칠 사이에 사망하였다. 의학 수준도 매우 낮았지만 예방이나 건강, 삶의 질 등을 생각할 틈이 없는 상황이었다. 이때 의료인이 할 수 있는 것은 거의 없었다. 최근에서야 상당수의 감염성 질환이 예방과 치료가 되면서 환자의 삶의 질을 고려하는 등 의료의 역할이 심화되며 다양해지고 있다. 인간이란 생명체를 좀 더 다양하고 제대로 바라보기 시작했다고 할 수 있다. 특히 치료가 아닌 건강 측면에서는 더욱 그렇다. 일반인들은 각자 개인 수준에서 잘 먹고 자며 열심히 운동하고 스트레스만 관리하면 건강할 수 있다고 생각한다. 그러나 그러면 기본적인 수준의 건강을 유지할뿐 더 건강하거나 완벽하게 건강할 수는 없다.

세계 최초로 건강에 영향을 주는 요소가 무엇인지에 대한 연구가 1970년에 캐나다 정부에서 진행되었다. 이 연구 결과로 왜 캐나다 국민들이 평균수명만큼 살지 못하고 일찍 사망하는가에 대한 이유를 규명한 "lalonde 보고서"*가 발표되었다. 연구 결과에 의하면 캐나다인의 건강이 대부분 유전자 등의 생물학적 요인, 생활습관 요인, 사회(정치, 경제, 문화) 및 자연환경 요인, 보건의료 조직 및 수준에 의해 결정되었다. 특히 이 중에서도 흡연, 음주, 운동 부족, 영양 불균형 등의 생활습관이 가장 큰 영향 요인이었다.

여기서 핵심은 건강을 결정하는 요인이 다양하고 다차원적이라는 것이다. 최근에는 이들뿐 아니라 사회·정치적 요인인 법적·경제적 불평등, 가난, 소외 등이 매우 중요한 요인으로 연구되고 있다. 인간은 단순한 육체 덩어리가 아니라 정신적, 영적, 사회·정치·경제적 특성을 지니고 집단 내에서 타인과의 관계 등을 중요시하며 영향을 받는 생명체라는 것이 알려지고 있다. 좀 더 완전하고 완벽한 건강관리를 하기 위해서는 이미 알려진 건강 결정 요인을 실천하는 게 중요하다.

* lalonde 보고서는 1974년 당시 캐나다 보건부장관이었던 lalonde(라롱드)에 의해 진행된 연구로 "캐나다 국민 건강에 관한 새로운 시작" 또는 라롱드 보고서(건강의 場, field of health)라고 부른다. 캐나다인들의 건강에 영향을 미치는 요인을 분석한 연구로, 그동안 건강은 의료인과 보건의료만으로 결정된다고 믿어왔는데 유전자, 생활습관, 환경, 보건의료체계 등의 다양한 요인이 중요하게 관여하는 것을 최초로 밝혔다.

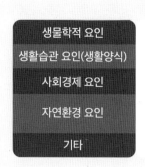

건강 결정 요인

생물학적 요인	유전자(epigenetics 포함), 성, 연령, 결혼
생활습관 요인(생활양식)	흡연, 음주, 음식습관, 운동
사회경제 요인	실업, 수입, 직업, 교육, 안전
자연환경 요인	주택(주거), 작업환경, 농업 및 식량생산(식품), 식수 및 위생(물), 공기, 보건의료 서비스
기타	부모 및 형제, 친구, 이웃, 동료, 지역사회

3) 완벽한 건강은 불가능하다

인간은 여러 특성상 병에 걸리기 쉽다. 실제로 대다수가 병에 걸려 있다. 통계로 보면 인간의 30~40%는 병이 있고, 건강허약은 50% 전후, 건강한 사람은 10~20% 정도이다. 그러나 건강한 사람 중에 완벽하게 건강한 사람은 없다. 특히 65세 이상의 노인층은 대부분이 크고 작은 병에 걸려 고생 중이다. 2017년 통계청 조사에 의하면 한국 노인 중 절반이 3개 이상의 질병으로 고생하는 것으로 알려졌다. 의학적으로 볼 때 병에 걸렸다는 것은 발병 요인(병의 원인)에 노출되었다는 의미이다. 병에 걸리지 않으려면 반드시 발병 요인에 노출되지 않아야 한다. 담배를 피우면 안 되고 담배 피우는 사람과 접촉하거나 옆에 가서도 안 된다. 술도 적게 마시고 즐겁게 살며 올바른 식생활, 충분한 운동 및 수면을 실행해야 한다. 건강에 해로운 것을 하지 말아야 하고 건강에 도움이 되는 것을 꾸준하게 열심히 해야 한다. 이것을 지키지 않으면 언젠가는 병이 발생한다.

그러나 이것이 쉬운가? 현실적으로 어렵거나 일부는 아예 불가능할 수도 있다. 예를 들어 한국 땅에 살면서 미세먼지, 스트레스, 오염된 음식, 화학물질,

약물, 정치·경제적 갈등 같은 것들을 피할 수 없다. 그러니 모든 사람이 잠재적 환자, 또는 예비 환자이다. 언젠가는 반드시 병에 걸린다는 의미이다. 의학적, 특히 예방의학적으로 볼 때 그렇게 예상, 예측할 수 있다. 또한 이론적으로 병에 걸리지 않으려면 먼저 모든 병의 원인이 밝혀져야 한다. 하지만 그렇지 않으니 어떤 것을 피해야 하는지도 모르는 형편이다. 안다 해도 일부를 제외하고는 실천할 수도 없다.

실제로 100세 이상 살고 있는 장수 노인들은 평소 적극적으로 움직이고, 열심히 적응하며, 특정 음식이나 약물에 의존하지 않고, 잘 느끼며, 적극적으로 깊이 생각하는 특징이 있다고 한다. 질병에 걸리지 않기 위해서는 어렵고 힘든 일을 이처럼 꾸준히 평생 동안 해야 한다.

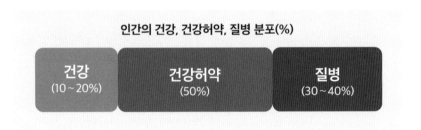

인간의 건강, 건강허약, 질병 분포(%)

건강 (10~20%)　건강허약 (50%)　질병 (30~40%)

11

질병이란

1) 질병의 정의

질병은 건강, 건강허약과 달리 주로 생물학 차원의 개념으로 생리학, 병리학의 관점에서 생체 내의 기능적, 구조적 변화와 이상을 의학적 관점으로 정의한다. 진단 과정을 통해 측정된 혈액, 소변 시료의 수치가 정상 범위를 벗어나 질병의 범위에 있거나 X-ray, CT, MRI 등의 영상 사진에서 이상이 발견되면 질병으로 본다. 인체는 내부, 외부의 여러 질병 발생 요인에 노출되어 살아간다. 이러한 질병 발생 원인에 대한 노출 농도가 인체가 정상적으로 견딜 수 있는 용량이나 자극 범위까지이면 문제없이 건강을 유지할 수 있으나 그 이상이 되면 병리적 변화가 발생하여 질병이 시작된다. 이처럼 대부분은 정상 범위가 존재하지만 일부 특이 체질, 태아, 어린이, 여성, 특정 질병이 있는 사람들은 정상 범위 내에서도 증상이나 질병이 생길 수 있다.

2) 질병 원인의 분류

질병 원인은 발병 원인, 병인, 원인, 위험 요인(risk factor)이라고도 하는데 질병을 일으키는 요인이다. 병은 우연히 생기지 않는다. 반드시 발병 원인에 노출되거나 접촉된 결과로 발생한다. 즉 병이 생겼다는 것은 원인에 노출되었다는 뜻이다. 큰 사고를 제외하고는 대부분의 질병은 태아기부터 생후에 생활하는 과정마다 질병 원인에 노출되거나 접촉되고 이것들이 나이가 먹는 과정에서 누적, 축적되어 발생한다. 따라서 누적, 축적이 적은 어릴 적이나 청소년기, 중년기에는 발병되지 않다가 장년기, 노년기에 대부분 발병된다. 흡연도 흡연 초기부터 큰 이상이 생기는 것이 아닌 것과 같다. 흡연 초기부터 꽤 심한 특징이나 증상이 나타나면 계속 흡연하는 사람은 없을 것이다. 일부 특이 체질을 제외하고는 대부분이 조금씩 시간이 지나면서 허용 농도 이상의 노출로 나타난다.

그러나 유감스럽게도 세상에 존재하는 3만 여 종의 질병 가운데 정확한 원인이 알려진 것은 병원균에 의해 발병되는 감염질병뿐이다. 이외의 만성 질환(비감염성 질환, non communicable disease, NCD) 등은 각 질병별로 모든 원인이 규명되지 않아서 확실하게 100% 예방하기는 불가능하다. 다행히 최근 의학이 발전하면서 전에 비해 상당수의 원인이 밝혀지고 있다. 예를 들어 폐암은 전에는 직접흡연, 석면 정도였으나 최근에는 이것 이외에도 간접흡연, 유전자 이상, 라돈, 미세먼지 등으로 다양하다.

서양의학과 공중보건학에서는 질병이 병원균, 유전자 이상, 사회, 자연환경, 노화(time) 등으로 발생한다고 본다. 한의학과 중의학은 선천 요인인 유전, 체질, 외상, 환경오염 및 재해, 심리적 문제(七情鬱結), 스트레스로 인한 질병(火病) 등의 마음과 정신, 생활습관, 사회 및 자연 문제, 태내 환경 등을 중요시한다. 이외에도 인간이 병에 걸리는 이유는 인간이란 생명체의 근본적인 문제와 한계 때문이다. 인간은 진화론에 따르면 처음부터 완벽하게 만들어진 게 아니라 그때그때 살기 위한 방향으로 진화된 생명체일 뿐이다. 따라서 불안전하고 문제점 투성이다. 또한 인간 유전자 중 400개에 문제가 있는 것으로 알려졌다. 이처럼 인간은 질병에 걸릴 수밖에 없다.

인간 본성의 문제도 있다. 건강을 증진시키고 질병에 걸리지 않으려면 건강에 유익한 생활을 하고 각종 발병 원인에 노출되지 않도록 꾸준히 노력하는 것이 필요하다. 하지만 인간은 본질적으로 그렇게 할 수가 없다. 인간은 원래 완벽한 생명체도 아닌 데다 매우 현실적인 동물이기 때문이다. 먼 미래의 건강과 행복보다는 우선 달고 맛있는 것만 먹고 자고자 하며, 편안하고 기분 좋은 것에 관심이 있다. 흡연, 음주, 약물 남용이 대표적이다. 또한 더 나은 생활과 지위를 추구하느라 과로, 만성 스트레스에 노출된다. 모두가 건강에 해롭고 병을 초래하는 잘못된 생활습관이다. 여기에 미세먼지와 공기오염 등은 수시로 발생하고 화학 독성물질과 환경오염에 항시 노출된다. 이처럼 본래의 인체 내부 문제, 사회 및 환경 요소인 외부 요인 등으로 점차 문제가 악화되거나 가중되고 있다. 결국은 질병이 발생한다.

의학별 질병 원인

서양의학, 공중보건학	한의학, 중의학
• 병원체(병원균)	• 선천 요인 및 체질
• 유전자 및 epigenetics	• 자연환경 　- 환경오염, 자연재해
• 외부 환경 　- 정치경제적 사회환경 　- 환경오염 　- 직업(사업장)	• 인체 내부 및 외인의 상호작용 　- 스트레스, 감정(七情鬱結) 　- 생활습관 　- 사회환경
• 노화	- 자연환경 　- 태내환경

3) 대표적인 질병 원인은

건강, 건강허약, 질병, 사망은 서로 밀접하게 연관되어 있다. 대부분은 건강에서 건강허약, 건강허약에서 질병으로 이어지고 질병이 낫지 않으면 결국 사망한다. 대부분은 건강 상태에서 건강허약 상태를 거치지 않고 바로 질병이나 사망으로 건너뛰지 않고 건강→건강허약→질병→사망의 순차적인 단계를 거친다. 이것을 건강과 질병의 연속성(health illness continium)이라고 한다. 건강허약 상태가 악화되거나 발병 요인에 노출되어 질병이 생긴다. 모든 질병은 반드시 발병 요인에 노출된 결과로 생기며 병이 생기기 전에 원인에 노출된 것이다. 물론 각 질병마다 원인이 서로 다르고 각 원인의 영향력도 차이가 있다. 예를 들어 폐암이 발생했다는 것은 폐암 발생 전에 폐암의 원인인 흡연, 라돈, 미세먼지, 석면 등에 노출된 것을 의미하며, 이 중에서도 흡연의 영향력이 가장 크다.

질병은 육체적, 정신적으로 큰 고통을 주며 특히 조기 사망하게 된다. 현재까지 알려진 바로는 인간의 수명을 결정하는 요인은 전체 사망의 70%를 일으키는 환경 요인이다. 불평등, 가난, 차별, 지위, 고립의 정치·경제적인 사회 환경이나 물, 공기, 음식, 일터 등의 환경 및 산업 환경이다. 이들 중 각각의 수명 단축 기간은 (초)미세먼지가 1.8년으로 가장 길었으며, 흡연이 1.6년이고, 수질오염(7개월), 교통사고(4.5개월), 에이즈(4개월), 결핵(3.5개월) 순이었다. 이 연구 자료에서 예상을 뒤엎는 것은 흡연보다 미세먼지가 단연 1위였다는 것이다. 나머지 30%는 유전자, 심장질환 등이 차지하였다. 유전자의 영향력은 의외로 적다. 이외에도 급만성 스트레스, 운동 부족, 과로, 결혼 및 성생활 문제 등으로 인해 다양한 질병이 발생하고 있다.

대표적인 질병 발생 원인(무순)

- 미세먼지
- 흡연
- 스트레스
- 사회정치적 불평등
- 가난(빈곤)

- 수질오염
- 식품의 비위생
- 생활 화학물질 오염
- 유전자
- 불행한 결혼

- 교통사고
- 미생물(세균, 바이러스 등)
- 불건강한 성생활
- 과로(육체·정신)

4) 건강과 질병의 구별은 쉽지 않다

분야에 따라서 차이는 있지만 대체로 질병은 건강에 비해 정의하기가 비교적 쉽다. 질병은 몸과 마음의 전체 또는 일부가 장애를 일으켜 정상적인 기능을 할 수 없는 상태로 정의한다. 질병을 정의할 때 건강의 정의나 범위와 큰 상관이 있는데, 건강과 질병을 구분하는 데 정상(평균)과 비정상(평균에서 벗어남)의 범위가 핵심이기 때문이다. 정상, 즉 건강은 건강한 젊은 남성을 기준으로 엄격하게 정해진다. 올바른 기준의 조건은 정상 범위 내는 반드시 건강한 사람이고 정상을 벗어나면 비정상 또는 환자이어야 한다. 즉 정상과 비정상을 구분하는 최적 기준(gold standard)이 있어야 한다. 그러나 일부를 제외하고는 이처럼 정확하고 분명한 기준이 없다.

현재의 많은 기준이 상당한 연구 결과나 데이터에 근거하고 있지만, 우선 건강이 20, 30대 젊은 남자를 기준으로 정해져 어린이, 중장년, 노인층까지 포함하기에는 문제가 있다. 다들 아는 것처럼 나이는 건강 결정의 가장 중요한 요소이다. 나이를 무시하고 현재의 20, 30대를 절대기준으로 하는 건강 정의는 당연히 큰 문제이다. 나이에 따라 인체내 생물학적 차이가 크다. 최근에 특히 75세 이상의 기준을 다르게 정해야 한다는 의견이 있다. 또한 정신적, 정서적 부분은 어느 선까지가 정상이고 비정상인지 구분하는 게 더욱 어렵다. 기준에 따라 정상인이 될 수 있고 비정상인인 환자가 될 수도 있다. 진단의 최적 기준이 없거나 정해진 기준을 지키는 것을 무시하면 환자를 건강인으로, 반대로 건강인을 환자로 잘못 진단할 수 있다.

5) 최근 질병이 증가하고 있다

현재 일부 질병은 없어지거나 감소하지만 어떤 질병은 증가하고 없었던 게 새로이 생기기도 한다. 예를 들어 무시무시했던 천연두는 지구상에서 사라졌고, 콜레라, 결핵 등은 감소하고 있다. 그러나 치매, 암, 고혈압, 심장병, 에이즈, 말라리아, 당뇨병, 근골격계 질환, 간질환, 심장질환 등은 오히려 증가하고 있으며 사스, 메르스 등은 전에 없었지만 새롭게 출현하는 질병이다. 이러한 현상을 의학적 측면에서 보면 사라지거나 감소한 질병은 완벽한 치료법이 있거나, 발병 원인이 없어지거나 감소한 결과이다. 증가하거나 새로이 발생한 질병은 특별한 치료법이나 관리법이 없거나, 발병 원인이 전에 비해 증가하거나 새롭게 나타났기 때문이다. 인간 유전자는 예전이나 지금이나 같기 때문에 이전과 달리 사회, 환경, 기술 측면 등의 변화가 중요한 이유가 된다.

현재 대부분의 질병은 만성 질환이고 만성 질환의 주요 요인은 생활습관이다. 여기에 사회·정치적으로 불평등, 가난 및 차별, 공기와 물 등의 환경오염, 기후 변화, 화학물질 독성, 기술적으로는 컴퓨터, 인터넷, SNS로 인해 인간이 처해진 사회·자연·기술 환경이 변화하여 질병 발생에 큰 역할을 하고 있다. 예를 들어 과거에 비해 20, 30대의 정신적 건강 수준이 안 좋은 것은 온라인을 통해 자신과 타인을 무한 비교해서 일으키는 박탈감과 좌절감이 주요한 이

유로 밝혀지고 있다. 부모 세대는 엄친아, 엄친딸 같이 자기 주변에서 구체적으로 비슷한 누군가와 비교했는데, 지금의 20, 30대는 상당수가 그보다 훨씬 위에 있는 '모르는 사람'과 자신을 비교한다. 비교 상대는 주로 소셜 미디어나 인터넷을 통해 접한다. 이러한 하나하나의 사건과 삶이 쌓이고 쌓여 질병이 생기며 다양한 인간의 삶이나 형태에 따라 질병이 증가하고 감소하게 된다.

의학의 발전과 의료인의 증가, 보건의료 분야의 획기적인 변화에도 불구하고 일부 질병의 감소를 제외하고 전체적으로 질병이 증가하고 있다. 이의 근본적인 이유는 과거에 비해 발병 원인이 다양해지고 증가되며 인간의 삶이 과거에 비해 복잡해지거나 어려워지고 있기 때문이다.

최근 증가하거나 감소하는 질병

증가	치매, (일부) 암, 심혈관 질환, 내분비 질환, 근골격계 질환, 간·신장질환, 천식, 우울증, 역류성 식도염, 척추기형 및 측만, 불임(난임), 고지혈증, 아토피, 비만, 에이즈, 난청, 골절, 수족구병, 공황장애, 강박증, 분노조절장애, 갑상선, 폐렴, 수면장애 등
유지 (전과 비슷, 동일)	(일부) 암, 인플루엔자, 신경계 장애, 뇌졸중 등
감소	콜레라, 결핵, (일부) 암, A형 및 B형 간염, 설사병, 페스트, 식품 매개 질병 등
소멸	천연두
새로운 질병	사스, 메르스, 유행성 출혈열, 일자목(거북목)

12

치료의학의 한계

누구도 병에 걸리는 것을 원치 않는다. 우선 병에 걸리지 않으려면 각 질병의 모든 원인이 밝혀져야 하고 그것을 피하거나 그 원인을 차단할 수 있어야 한다. 그러나 이는 대부분이 어렵거나 불가능하다. 이러한 까닭에 인간은 상당수가 이미 병이 있거나 곧 병에 걸릴 수 있는 예비 환자이다. 어떻든 간에 병에 걸리면 치료하면 되는데 그렇지도 못하다. 통계에 의하면 전체 치료율이 14~25%로 매우 낮다. 실제로 폐암 말기를 개 구충제로 치료한다는 뉴스가 유튜브에 돌자 개 구충제가 갑자기 품절 사태이다. 환자들은 자신의 병을 치료해주는 전국의 명의를 찾아 헤매고 있다.

의학이 환자들의 문제를 잘 해결하지 못하고 있다. 특히 치료의학이 큰 문제이다. 그 이유는 의학 수준이 높지 않기 때문이다. 서양의학은 아직도 초보적인 과학 수준이고 위험하며, 한의학과 중의학은 상당 부분이 경험의학 수준이고 애매모호하다. 실제보다 의술이 상당 부분 부풀려져 있고 과장되어 있다. 의학에서 '마법의 탄환' 같은 치료 방법은 없다. 이는 일차적으로 의학 기술의 한계에서 비롯되지만 살아 있는 인간의 내부에서 일어나는 현상을 알고 있지 못하기 때문이다. 인체에 대해서 분절적, 부분적으로 그리고 육체 중심으로 알려져 있다. 정신적, 정서적, 영적 부분 등은 아직도 알려지지 않은 게 많다. 현재 의학적으로 볼 때 인체는 거의 미스터리한 생명체이다.

의료인들이 항상 마주하는 것은 질병의 불확실성(uncertainty)이다. 모든 환자 각자가 의사들에게는 새롭고 환자의 예후를 정확하게 예측할 수 없다. 한 환자에게 좋은 치료법도 다른 환자에게는 효과가 없거나 오히려 해가 될 수 있고 경우에 따라서는 치명적인 결과를 가져오기도 한다. 그래서 의료인은 행복하지 않다(unhappy doctor). 확실성도, 예측성도 낮고 치료가 잘되지 않기 때문이다. 완벽하고 완전한 치료법이 나올 때까지 의료인은 할 수 있는 최고의 수준에서 최선의 자세로 인간의 고통과 맞서 싸워 인간을 보호해내는 일을 하는 것으로 만족해야 한다.

13

최근 보건의료의 발전 방향은

● 통합의학(integrative medicine)이다.

지금까지 알아본 것처럼 각 의학은 완벽하지 않으며 각각 분명한 강점, 약점이 있다. 유럽과 미국에서는 한의학, 중의학, 인도의학 등의 전통의학 이론과 치료법을 접목하여 서양의학의 단점을 보완하는 노력을 하고 있다. 반대로 전통의학은 서양의학의 장점인 의학 방법론과 이론 등을 적용하여 연구와 치료를 발전시키고 있다. 이러한 노력은 당연한 것으로 환자의 질병 치료를 좀 더 잘하고 더 나은 효과를 얻기 위해 최선을 다하는 것은 의학과 의료인의 책무이다.

● 건강과 예방에 큰 관심이 있다.

병에 걸리면 일찍 죽을 수 있고 육체적, 정신적 고통이 크다. 당사자나 가족에게, 또는 사회적으로도 불행이고 큰 피해이다. 누구도 원치 않는 것이다. 병에 걸리지 않고 건강하게 살고 싶은 게 인간의 본성이다. 건강 증진 및 유지, 질병 예방을 실현하면 육체적, 정신적으로 편안하고 행복하며 평소 원하는 것을 얻거나 할 수 있다. 또한 정신적, 심리적, 경제적 피해나 손해도 없어 매우 좋다. 아울러 개인과 가족, 이웃에게, 그리고 지역사회, 국가, 세계적으로 좋다. 이외에 의학적으로도 건강과 예방에 더욱 관심을 가져야 하는 이유는 치료의학의 한계나 문제 때문이다. 현재 치료의학은 일부 감염질병을 제외한 대부분의 질병을 완전하고 완벽하게 또는 재발 없이 치료하는 데 큰 한계가 있다. 특히 만성 질환이나 난치성 질병에 걸리면 낫는다는 보장이 없고 자칫 죽을 때까지 고생할 수 있다. 그리고 치료법의 부작용이나 안전성 등의 문제로 다양한 피해를 볼 수 있다. 건강할 때 건강을 유지하고 질병을 예방하는 게 현재로는 최선이다.

● 맞춤의료이다.

실제로 동일한 질병에 동일한 치료법이나 약물을 사용하면 환자마다 효과가 다르다. 병은 같아도 환자마다 원인이 다르고 기전과 체질이 다르기 때문이다. 동일 성분의 타이레놀을 같은 용량으로 복용했을 때 환자마다 반응이 0~200배의 차이가 있다고 알려져 있다. 사람마다 반응의 차이가 생각보다 크다. 어떤 사람에게는 오히려 부작용이나 독성이 나타나기도 한다. 인체 내의 유전자 발현과 생화학 반응이 사람마다 크게 차이가 있다는 것이다. 이러한 이유로 최근에는 신약이나 신치료법 개발 과정에서 '1인 임상시험'이 진행되기도 한다. 환자의 유전적 특성, 체질 등을 고려하는 개인별 맞춤의료가 중시되고 있다.

● 근거기반의료(evidence-based medicine)이다.

그동안 많은 치료가 각 의료인의 경험과 노하우를 중시해 왔다. 그러다 보니 질병은 같아도 치료가 의료인마다 서로 다르고, 치료 결과도 큰 차이가 있었다. 어떤 의사를 만나느냐에 따라 죽느냐 사느냐가 결정되고 치료되느냐 안 되느냐도 결정된다. 그러나 최근 들어 진단과 치료 전 과정에 이미 효과와 안전성이 확인된 치료법을 적용하여 좀 더 확실하고 안전한 치료법을 사용하는 방식으로 변하고 있다. 치료, 처방하는 방법을 표준화하고 해당 환자에게 좀 더 확실한 최선의 치료를 하자는 뜻이다. 이렇게 할 수 있는 것은 많은 치료 방법과 연구들이 축적된 결과이다. 의료를 평균화, 평준화하고 각 환자에게 최고의 효과가 있으면서 재현성이 확실한 치료 방법을 적용하는 것이다.

● 전체·집단적 접근을 중시한다.

건강과 질병 관리에서 그동안 의료는 각 개인의 문제로 규정하고 접근하였다. 개인 차원의 문제이니 개인적 노력과 관심으로 해결해야 하는 것으로 본 것이다. 그러나 최근 개인 단위에서 집단, 사회 단위로 변하고 있다. 즉 건강과 질병 문제가 개인이 아닌 집단 차원의 문제라는 것이다. 예를 들어 고혈압 관리를 할 때 그동안은 고혈압 환자나 위험군만 관리했지만 최근에는 고혈압 환자나 위험군을 포함한 해당 집단 전체를 대상으로 한다. 또한 흡연, 음주, 비만의 해결법은 개인적으로 접근하기보다는 전체적으로 또는 일부 집단적으로 접근하고 있다. 상당수의 건강 문제나 질병은 직장, 학교 등에서 주변인들의 영향으로 발생하고 있어 이의 해결을 위해서 집단 차원으로 접근하는 것이다. 이전의 생명 단위가 개인이라면 지금은 '전체, 집단생명' 개념으로 바뀌고 있다.

보건의료 분야의 변화 추세

과거	현재
의학별 각자 교류 없이 독립적으로 존재	통합의료
평균의학	개별 또는 맞춤의학
치료의학	예방·건강관리의학
개인 경험·노하우 의료	근거기반 의료
개인 관리	전체·집단 차원
육체, 병소 중심	전인의료(육체, 정신 등)
사람 중심	사람을 포함한 생태 중심

14

서양의학, 한의학과 중의학,
공중보건학의 비교

인간의 건강과 질병을 연구하는 분야는 다양하다. 직접적으로는 서양의학, 한의학과 중의학, 공중보건학이지만 사회학, 철학, 정치학, 경제학 등 인문·사회과학과 생물학, 생화학, 물리학 등 자연과학도 의학에서 중요하다. 이 중에서도 가장 중요한 분야는 서양의학, 한의학과 중의학, 공중보건이다. 이들은 서로 차이가 있는데 서양의학은 기계론, 환원주의, 과학주의 관점을 중시한다. 작은 부품이 모여 기계가 작동하고 움직이듯이 세포, 조직, 기관이 모여 인체가 된다고 본다. 즉 부분의 합이 전체라는 관점이다. 이에 비해 한의학과 중의학은 인체를 더 나눌 수 없는 생명체로 본다. 인체는 자연 및 우주와 서로 연결되는 최소 단위이다. 또한 개인별 맞춤형 의료, 체질 등을 중시한다. 공중보건학은 집단적 생명관에 기초하고 인간은 평균적이고 동일하다는 관점을 가진다. 공중보건학은 항상 두 명 이상의 집단을 대상으로 평균(표준편차)을 구하고 정상군과 비정상군을 비교한다.

1) 서양의학

서양의학은 철저한 객관주의, 실증주의, 환원주의를 바탕으로 하는 과학적 의학이다. 서양의학은 확률, 평균의 예술이고 인체를 생물학·생화학 반응의 결합체 및 기계로 본다. 과학적 의학, 의술이고 과학적 지식을 중시한다. 의료인을 과학자로 평가하는 것이 이상적인 의사의 모습이다. 따라서 과학과 기술에 대한 의존도가 높다. 이에 따라 인체를 좀 더 세분하고 분석, 분리하며 해부하는 특성이 있고 수량화하는 노력을 한다. 높은 객관성, 시각성을 제시할 수 있고 분명하고 실질적인 증거를 통해 불확실성을 제거하거나 감소시키며, 꾸준한 발전과 변화, 최고의 전문성이 큰 강점이다. 이러한 강점을 바탕으로 질병 치료에 있어서도 수술, 응급질환, 감염병 치료가 매우 우수하고 몸의 특정 병소의 문제를 해결한다.

그 결과 모든 생명 현상을 물리·화학적으로 설명하려는 환원주의를 낳게 되고 부분의 고유한 성질로부터 전체를 추론한다. 부분의 합을 전체로 본다. 기계적이고 측정 가능한 것을 추구하고 수량화할 수 없는 것을 무시 또는 억압한다. 인간이라는 생명체를 너무 과학적 대상으로 축소시키고 지나치게 단순화하며 정신적, 정서적, 영적, 개인적 특성 등을 소홀히 하거나 무시하는 한계가 있다. 또한 본질적으로 매우 복잡하고 다양한 대상을 지나치게 단순화하거나 인간적 요소, 인체의 전인적 특성, 사람과 사람, 사람과 사회 및 자연 관계를 소홀히 하거나 무시한다. 환자를 단지 병든 육체로만 보거나 부분을 보고 전체를 이해할 수 있다고 한다. 생명체는 그 속에 있는 많은 기관이 상호작용하여 활력 있고 탄탄한 유기체를 만드는 역동적인 상태로 존재한다. 환원적 접근은 매우 복잡한 것을 구성요소로 쪼갠 다음, 우리가 이해할 때까지 해부하는 것이다. 그러나 부분을 안다고 해서 전체를 알 수 있는 것은 아니다. 특히 환원주의는 각 부분이 서로 얽힌 구성이나 상호작용에 대해서는 알려주지 않는다.

● 생명관

　- 기계적, 환원적, 과학적이다.

　- 최소 단위인 분자에서 세포, 조직, 기관, 계통이 합쳐서 하나의 생명체가 된다. 즉 부분의 합은 전체이다.

● 강점

　- 분석, 분리, 세분화 및 수량화 중심이다.

　- 육체적, 기질적 질병 및 수술, 응급 치료가 우수하다.

　- 감염병 연구와 관리가 뛰어나다.

　- 근거, 확률, 평균 등을 중시하고 객관성, 시각성, 예측성을 높여 불확실성을 최소화한다.

　- 각 분야의 정확성, 전문성이 높다.

　- 의료장비 이용 등 발달된 과학 기술의 적용이 뛰어나다.

　- 연구, 치료 과정이 과학적이고 합리적이다.

● 약점

　- 인간은 과학적, 비과학적 특징이 동시에 있는 생명체인데 너무 객관적, 과학적인 것에 편중되어 있다.

　- 인간적, 전인적 관념과 사고가 적거나 무시된다.

　- 육체 중심으로 정신, 정서, 영적 개념을 소홀히 한다.

　- 근거, 평균 확률 의학으로 체질, 개인별 차이, 맞춤의료 등의 환자별 해법이 적다.

　- 치료는 강하지만 치유는 한계가 있다.

- 의학 이론이 자주 변화하고 치료법이 초보적인 과학 수준으로 위험하고 불완전하다.
- 질병 중심의 관점을 갖고 있다.
- 임상의사들은 환자를 병을 앓고 있는 사람이 아니라 병소, 병이 있는 비정상적인 생명체로 보는 시각을 가진다. 전체보다는 병소, 문제가 있는 부분만 치료한다.
- 전체, 관계의 중요성을 소홀히 하거나 무시한다. 인체, 육체 중심적 사고로 환자 이외의 사람, 사회, 자연환경의 영향과 작용을 무시한다.
- 치료의 목표(표적, target)가 결과 중심으로 근원적 치료(원인 제거)에 한계가 있어 재발률이 높다.

2) 한의학과 중의학

한의학과 중의학은 동양의 자연관과 사고원리가 근간이 되어 인체를 유기적이고 시스템적인 시각으로 이해한다. 이에 따라 밖으로 나타나는 증상을 통해 장부의 상태를 파악하는 이론(臟象論, 장상론)*, 사람의 정신과 신체를 하나로 보는 이론(整體論, 정체론)*, 證(몸의 병리적 상태)를 찾아내어 치료하는 이론(辨證施治, 변증시치)*, 자연과 인간이 서로 상호관계를 맺고 있다는 이론(天人相応, 천인상응)*, 형태와 정신은 하나라는 이론(形神合一, 형신합일)* 등의 의학 이론을 갖게 되었다. 한의학과 중의학은 서양의학의 분자>세포>조직>기관>계통>생명(개체)이란 분자생물학적 생명관과 달리

* 장상론(臟象論)은 몸 밖으로 나타나는 증상, 상태를 통해 몸 내부에서 오장육부와 기타 기관의 생리, 병리적 변화 등을 추론하는 이론이다. 예를 들어 혀를 통해 심장, 피부 상태에서 폐장, 시력이나 눈의 상태를 통해 간장, 뼈의 강약으로 신장, 입술 상태를 통해 비(소화기)의 기능, 정상과 비정상 여부를 판단한다.
* 정체론(整體論)은 인체 내부의 오장육부를 포함해 모든 기관은 통일을 이루고 있는 유기적 통합체로 인체의 모든 장기, 기능은 서로 연결되어 있어 상호 영향을 미친다는 이론이다.

인간을 더 나눌 수 없는 최소 단위로 보는 유기적 시스템 이론과 정체관이란 생명관에 기초한다. 인체는 모든 기관과 기능이 서로 연결되어 있어 서로 분리하거나 뗄 수 없는 단위이고 동시에 인간과 인간, 인간과 자연, 인간과 우주 등이 서로 상호작용한다 하여 "하늘과 인간이 서로 조화되고 결국 하나이다"(天人和之 天人合一)*라는 사상을 갖고 있다. 또한 변증시치, 체질론은 인간마다 생리병리적 현상이 다르며 차이가 있다고 여긴다. 동일 질병이라도 환자마다 맞춤치료를 한다. 특히 질병이 아예 생기지 않도록 미리 막는 예방의학, 양생학이 발전하였다.

또한 인체는 육체(몸)뿐 아니라 血, 精, 氣, 神, 水, 津液 등의 중요 요소로 구성되어 있으며, 이들 간의 균형, 조화, 평형을 정상이거나 건강한 것으로 정의한다. 특히 인간과 자연 간의 상호작용을 매우 중시하여 인간의 건강과 질병의 예방 및 치료를 위해 자연의 순리나 섭리에 순응하여 몸과 자연이 조화를 이룬 상태를 강조한다.

* 변증시치(辨證施治)는 증상을 구별하여 그에 따라 치료하는 것으로 동일한 병이라도 환자의 증상에 따라 치료나 처치를 다르게 한다는 것이다. 일종의 맞춤의학적 접근으로 한의학의 중요 개념이다.
* 천인상응(天人相應 또는 天人合一)이란 사람과 자연은 서로 영향을 미치고 하나라는 뜻으로 인간은 자연과 분리될 수 없으며, 특히 인간은 자연의 변화에 순응해야 한다는 이론이다. 인간은 우주 속 하나의 생명체로 생존과 건강 증진을 위해서는 자연의 변화에 순응하고 적응해야 한다.
* 형신합일(形神合一)은 몸(육체)과 정신은 하나이며 서로 밀접한 영향을 미친다는 이론이다. 육체와 정신은 서로 의존하고 영향을 미치는 불가분의 관계로 서로 분리되고 따로 떨어질 수 없다.

● 생명관

- 유기적 시스템론으로 인간은 더 분리, 나눌 수 없는 (최소)단위이다.
- 본인(자신) 이외의 타인, 자연과의 상호교류와 상응을 중요시한다. 인간은 자연의 한 부분이다. 자연의 변화에 순응해야 한다.
- 체질, 개체성을 중요시한다.
- 육체와 정신을 모두 중시하지만 육체보다는 정신을 더 중요시한다.

● 강점

- 건강관리뿐 아니라 기능성 질병, 질병 초기 치료 등의 다양한 관리법이 있다.
- 상당한 지혜나 경험 축적이 있다.
- 자연적이고 인체친화적이다.
- 치료 수단이 약물, 침, 뜸 등 복잡하지 않고 비침습적이며 효과적이다.
- 전신의 기능적 이상 상태나 복합적이고 복잡한 질병 치료에 유효하다.

● 약점

- 객관적, 엄격성, 과학성, 수량성이 부족하다.
- 충분한 연구나 데이터가 부족하여 근거기반 의료가 어렵다.
- 치료 효과, 기간을 예측하는 데 한계가 있다.
- 진단, 치료 수단 등의 평균성, 통일화가 부족하다.
- 精, 氣, 神, 經絡(경락)*과 經穴(경혈)*, 한약 이론이 객관적으로 확인이 안 되어 있는 등 의학적 기초연구가 부족하다.

* 經絡(경락, meridian)은 인체 내의 氣血이 흐르는 길로 내부로는 오장육부, 외부로는 피부와 연결되어 생체의 생리병리적 반응이 나타나는 선(線)이다. 12경맥, 기경8맥 등이 있다.
* 經穴(경혈)은 氣血이 순환하는 경락 위에 인체 내부 오장육부 등의 생리, 병리적 현상이 나타나는 곳이고 침, 뜸을 놓는 곳으로 혈자리이다. 우리 몸에는 365개의 경혈이 있으며 이곳에 침이나 뜸을 놓아 치료한다. 氣血이 막히거나 순환이 잘 안 되면 모든 질병이 생기거나 악화되며, 반대로 이것을 없애면 모든 병이 치료된다.

3) 공중보건학

공중보건학(public health)은 인구집단을 대상으로 연구하여 발병 원인을 찾는 데 큰 공헌을 하는 분야이다. 그동안 각 질병의 원인들이 공중보건학 연구자들에 의해 밝혀져 왔다. 어떤 질병의 원인으로 추측되는 요인에 노출된 집단과 노출되지 않은 집단의 질병 유병률(발병률)을 비교해서 해당 질병의 원인(위험 요인, risk factor)을 찾아낸다. 예를 들어 흡연이 폐암 발생의 중요 원인이라는 것도 공중보건학자에 의해서 밝혀졌다. 흡연자와 비흡연자 간 폐암 발생률의 차이나 비(ratio)를 비교하는 것이다. 두 집단 간에 차이가 없으면 원인과 결과 간에 상관성이 없으며(no related), 큰 차이가 있으면 상관성이 있게 된다(related). 이러한 원인적 상관성은 환자대조군 연구, Cohort 연구, RCT, MA 등의 여러 연구 방법으로 규명한다.

● 생명관
- 인간은 기본적으로 다르지 않으며 같다.
- 집단, 전체 단위로 접근하고 평균(표준편차)을 중시한다.

● 강점
- 연구 대상이 집단(최소 수십 명에서 수백만 명으로 다수)이기 때문에 연구 결과가 집단을 대표할 수 있다.
- 다양한 연구 방법과 통계학을 적용하여 정확한 결과를 얻을 수 있다.
- 객관성, 재현성, 보편성, 과학성 등의 요인을 갖춘 질 높고 신뢰수준이 높은 임상시험 등의 연구를 할 수 있다.
- WHO, 국가, 지자체의 관심이 높으며 중시한다.
- 경험 등의 주관적 사실을 객관적 진실 수준으로 높일 수 있다.
- 비용-효과, 비용-효율, 비용-편익적이다.
- 특히 성별, 연령, 직업, 결혼 여부, 수입, 교육 수준, 흡연 및 음주 여부 등의 건강 유지 및 질병 발생에 큰 영향을 미치는 요인을 조정(억제) 할 수 있다.

● 약점

- 의료 현장에서 직접 치료나 관리할 수 없다.
- 집단 평균(표준편차)의 비교로 연구되기 때문에 각 개인의 중요성, 특성이 감소, 무시된다.
- 많은 연구비, 전문가, 시간 등이 소요된다.

서양의학, 한의학과 중의학, 공중보건학의 비교

	강점	약점
서양의학	• 표준성, 과학적, 객관적, 정확성, 평균적, 분석적, 수량적 • 육체적, 기질적 질병의 직접 치료와 수술 • 감염질병의 치료 및 관리 • 근거기반 의료로 치료 효과의 높은 예측성	• 질병, 육체 중심 치료 • 침습적으로 높은 위험성 • 치료 약물의 부작용, 내성이 높음 • 초보적 과학 수준 (달걀껍질 속의 과학) • 일부 의학 이론이 자주 변화함
한의학과 중의학	• 체질, 변증시치, 개인별 맞춤치료, 기능적 질병 치료 • 안전, 비침습적 치료 (risk가 적음) • 간편하고 생활의학 • 문화, 역사적 친근성 • 다양한 치료 경험 존재	• 표준성, 예측성, 과학성, 객관성, 확실성, 근거 부족 • 질병의 치료 효과가 낮고 더딤 • 수량화, 객관적 지표 부족 • 검증되지 않은 이론과 가설 존재
공중보건학	• 건강, 질병 집단의 특성 확인 • 정확한 질병 원인 규명 • 실용적, 현실적 접근 가능 • 다양한 역학, 통계학 방법 존재 • 보건교육 등으로 비용-효과 좋음	• 치료 등 직접 해결 불가능 또는 한계 • 평균을 중시하여 개인적, 맞춤적 접근 한계 • 연구 과정에서 상당한 시간, 비용 필요

15

올바른 의료는

1) 의료인과 환자는 원하는 바가 서로 다르다

바람직한 의료는 효과, 안전, 저렴한 가격(의료비용), 접근성, 시의성(적시성), 효율성, 형평성, 환자 중심성을 갖추어야 한다. 이러한 바람직한 의료 구성요소에도 불구하고 치료자나 환자는 서로 입장 차이가 크며 원하는 바가 다르다. 치료자는 의료 공급자이고 전문가로 권위, 자부심을 중시하며 자존감이 강하다. 치료 효과, 안전한 치료는 기본이며, 특히 과학적 사고, 교과서적 치료, 근거중심 의료 등을 중요시한다.

반면에 환자는 과학적이든 비과학적이든 간에 가능한 빠른 효과나 치료를 최우선으로 한다. 간편한 비수술 치료와 안전성, 직관 중시, 저렴한 비용, 과학적 근거 순으로 중시하여 치료자의 입장과 큰 차이가 있다. 이러한 관점의 차이로 실제 의료 현장에서는 치료자와 환자(가족 포함)의 이견과 갈등이 심하다.

의료인과 환자가 중요시하는 요소

순위	의료인(치료자)	환자(가족)
1	학계에서 인정된 교과서적 치료	빠른 치료 효과
2	근거 수준이 높은 과학 치료	간편한 비수술적 치료(안전성 중요)
3	수입이 높은 고가 치료	대중적 본능이나 직관 중시
4	자신의 경험 및 선호 치료	저렴한 치료비용
5	위험성이 적고 안전성이 높은 치료	과학적 근거

2) 의료인이 갖추어야 할 요건은

의료인은 의학적 전문성과 다양한 경험이 있어야 한다. 동시에 환자를 사랑하는 마음과 따뜻한 인성을 가져야 한다. 의료인의 역할은 환자의 질병을 치료하여 직접적인 신체 고통을 해결하는 것이다. 환자의 고통을 해결하거나 최소화해야 한다. 더불어 질병으로 인한 심리적, 정신적, 정서적, 영적 문제나 고통을 해결하여 환자의 안녕, 행복, 편안, 삶의 질을 향상시키는 것도 중요하다. 의료는 본질적으로 의료인과 환자 간의 인간관계 속에서 출발한다. 전문가적 능력인 지식, 직관, 경험과 높은 기술 수준을 가져야 하지만 환자의 입장에서 생각하고 판단해야 한다.

환자에 혼신을 다하고 애정을 가져야 하며 환자의 성장 과정과 문화적 배경의 이해 등 인간적 이해도 중요하다. 근거를 바탕으로 긍정, 확신과 낙천적 태도, 겸손한 자세를 가지고 적극적인 병력 청취 노력을 기울이며 환자 내면의 '치유의 힘'을 최대화할 수 있어야 한다. 최고의 실력과 다양한 경험, 지혜가 있는 의료인을 만나는 것은 환자에게 가장 큰 행운이고 환자도 이러한 의료인을 찾는 노력을 해야 한다. 어떤 의료인을 만나느냐에 따라 내가 살 날, 병의 치료와 고통, 편안함 등이 결정되기 때문이다.

의외로 의료인의 실력, 경험은 다양하며 의료인마다 큰 차이가 있다. 본인의 치료나 효과를 너무 자신하는 의료인, 전문성과 경험, 신중성이 부족한 의료인, 복잡한 여러 가지 치료를 권하는 의료인, 환자보다는 자신 중심인 의료인, 환자를 통계 숫자로만 생각하는 의료인, 약속을 지키지 않는 의료인, 자신의 실수를 덮거나 얼버무리는 의료인은 피해야 한다.

● 올바른 의료인의 조건
- 의학적으로 높은 전문성과 다양한 경험이 있어야 한다.
- 환자의 정신, 정서, 심리, 그리고 전체적인 삶의 문제나 고통에 큰 관심을 가지고 이를 해결하는 능력이 있어야 한다.
- 근거중심 의료를 바탕으로 진료하여 특별한 치료법이 없는 질병에 대한 호기심, 탐구심을 통해 좀 더 완화, 호전시켜 환자의 고통이 감소하도록 노력해야 한다.
- 현재 환자의 신체적 고통뿐 아니라 과거와 현재, 인간관계, 정치·경제·사회적 환경과 특성 등을 고려하여 환자의 총체적 특성이나 고통을 파악해야 한다.
- 의학의 한계를 인정하고 환자의 입장에서 생각하며 환자 자신의 노력과 참여를 통해 환자 내면의 치유의 힘을 최대화해야 한다.
- 적극적인 병력 청취를 하고 촉진과 접촉을 최대화하여 확신과 낙천적 태도를 가지면서 환자와 친구 같은 좋은 관계를 형성해야 한다.
- 환자에게 책임을 돌리지 않고 복잡한 치료와 시술을 권하지 않아야 한다.
- 약속 등 자기규율을 철저히 지키고 무엇보다도 환자를 위하는 것을

자신이 부여받은 특권으로 생각하여 기쁨으로 봉사하는 인간애를
가져야 한다.
- 소명의식이 있어야 한다. 의료의 목적이 물질적 보상이나 명성, 승진,
출세 따위가 아니라 일을 통해서 얻을 수 있는 성취감이어야 한다.

16

건강하기 위해서
반드시 해야 할 일은

● 무지(無知)하지 않아야 한다.

건강을 위해서는 우선 무지하지 않아야 한다. 무지는 건강과 질병 예방에 최대의 적이다. 지식은 공포의 해독제(Knowledge is the antidote to fear)이지만 건강을 위한 해독제이기도 하다. 건강을 지키기 위해서는 누구나 상당한 의학적 지식이 있어야 한다는 뜻이다. 건강에 유익한 의학 지식과 정보를 빨리 받아들이고 가능한 많은 지식을 갖고 있으면 더 좋다. 물론 흡연이 해로운지 알면서도 흡연을 하는 것을 보면 의학 지식이 있다 하더라도 반드시 행동으로 이어지지는 않지만 무엇이 좋고 해로운지 알고 있으면 좀 더 조심하고 노력하게 된다. 조선시대 21대 왕인 영조는 본인도 담배를 피우고 백성들에게도 흡연을 권장했다는 기록이 있다. 그 결과로 어린아이들이 4~5살 때 이미 담배를 배우기 시작하여 남녀 간에 담배를 피우지 않는 사람이 매우 드물었을 정도였다. 그 당시 흡연은 나쁜 습관이 아니었고 만병통치약이라는 잘못된 믿음으로 왕을 비롯하여 남녀노소의 사랑을 받았다. 흡연이 몸에 해롭다는 근거가 없기도 했지만 무엇보다도 흡연에 대한 무지의 결과이다.

　이러한 과거의 흡연에 대한 무지처럼 최근에도 비슷한 일들이 많다. 하루가 멀다 하고 서울을 비롯한 전국에 미세먼지의 농도가 높다. 미세먼지는 폐기관지뿐 아니라 혈액, 뇌신경계, 내분비계, 태아의 지능, 체중, 사망 등에까지 영향을 미치는 무서운 물질이다. 따라서 될 수 있으면 미세먼지가 없는 곳에 사는 게 좋다. 그러나 어느 곳이나 미세먼지가 있기 때문에 이것은 불가능하므로 미세먼지로 인한 피해를 최소화하는 게 현실적인 대책이다. 예를 들어 미세먼지가 높은 날에는 운동이나 야외 활동을 피해야 한다. 특히 미세먼지의 농도가 더 높고 미세먼지의 독성이 더 강한 곳은 반드시 피해야 한다. 이곳이 바로 차량 이동이 많은 도로가이다. 도로가는 차량에서 배출되는 배기가스가 많고 차량 이동으로 도로 바닥에 쌓여 있는 먼지가 날려서 다른 곳에 비해 미세먼지의 농도가 더 높다. 여기에 더 문제는 집안의 미세먼지에 비해 3배 정도 독성이 강하다는 점이다. 도로가에서 운동하는 것은 건강에 도움이 되기는커녕 오히려 치명적일 수 있다. 이는 의학 지식이 없거나 잘못 알고 있는 탓일 수 있다. 의학 지식은 많이 알수록 좋으나 제대로 정확하게 알아야 한다. 흔히 말하듯 정보는 힘인 것처럼 의학 정보는 건강이다. 평소 자신의 건강에 필요한 것들을 공부하는 게 건강을 지키는 열쇠이다.

● 꾸준한 실천, 실행을 해야 한다.

　의학 지식은 건강관리 측면에서 매우 중요하다. 그런데 알고만 있는 것으로 만족하면 안 된다. 평소 실천, 실행을 해야 한다. 특히 건강관리는 치료와는 전혀 다르다. 병이 난 뒤의 치료는 의학적 조치인 수술, 약물 복용 등으로 가능하지만 건강 유지는 간단히, 쉽게, 빠르게 할 수 없다. 장기간의 꾸준한 노력이 필수적이다. 영국에서 수천 명을 상대로 올바른 생활습관과 건강의 관계를 수십 년 동안 연구했는데 끝까지 한 사람은 몇 명에 지나지 않았다. 당연히 끝까지 한 사람들은 그렇지 않은 사람들에 비해 건강 수준이 매우 높았다. 동기가 확실하고 자신의 병에 대한 지식을 충분히 가진 환자들이 병을 더 잘 극복하고 더 빨리 건강을 회복한다. 건강에 공짜는 없다. 땀을 더 흘려라. 기왕에 하려면 즐기면서 재미있게 하면 좋다. 공자님도 아는 것보다 좋아하는 게 더 좋고, 좋아하는 것보다 즐기는 게 낫다고 하지 않았나.

● 주변 사람이 중요하다.

나의 건강관리나 유지는 주변 사람과 큰 관련이 있다. 나 혼자로는 나의 건강 유지에 한계가 있다는 뜻이다. 실제로 에이즈, 결핵, 독감 같은 감염성 질병뿐 아니라 만성 질환인 고혈압, 비만, 당뇨병, 가려움증 등도 전염성이 있다. 이들 질병은 균에 의한 감염병은 아니지만 '사회적, 심리적 감염병'이다. 가까운 동료가 하품을 하면 곧 나도 하품을 하는 것처럼 실제로 친구가 비만이면 내가 비만이 될 가능성이 57% 증가하고 형제가 비만인 경우 내가 비만이 될 가능성이 40% 증가한다. 이외에도 연세대 연구팀이 강화도 거주 노인 814명을 대상으로 6년간 추적 분석한 결과 남성 노인은 고민을 나눌 친구가 많으면 고혈압 확률이 4분의 3으로 줄어들었으며, 여성 노인은 잘 아는 친목집단 소속일 때 고혈압의 관리 가능성이 1.72배 높아졌다. 좋은 친구가 보약인 셈이다.

반면에 2014~2015년에 실시한 국민건강영양조사 자료를 활용한 연구에서 노인, 청년을 중심으로 한 1인 가구의 증가세가 갈수록 늘어나면서 혼밥, 혼술도 일반화되고 있다. 그러나 혼밥, 혼술을 하는 1인 가구의 건강이 더 안 좋은 것으로 나타났다. 60세 이상 1인 가구 여성 노인이 담배를 피우는 비율은 다른 가족들과 사는 노인 여성에 비해 3.2배 높았으며, 혼자 사는 19~39세 청년과 노인 여성이 한 달에 두 번 이상 술을 마실 확률도 같은 연령대에 비해 1.7배 높았다. 또한 고혈압, 고지혈증, 비만 등의 질병도 1인 가구에서 높았다.

아울러 이혼, 별거는 치매 발병 위험성을 4배 증가시키고 노후에 자녀나 배우자와 사느냐 여부가 노화에 큰 영향을 미쳤다. 구체적으로 남성의 경우는 배우자가 있으면 없는 남성에 비해 성공적 노화(successful aging) 가능성이 1.8배 높았으나 자녀와 동거하는 남성은 0.8배 낮았다. 여성도 배우자가 있으면 없는 여성에 비해 그 가능성이 1.7배 높았지만 자녀와의 동거인 경우에 신체적으로 0.7배, 인지심리적으로 0.9배 낮았다. 신체적, 정신적으로 건강한 노후를 보내기 위해서는 배우자와 함께 살아야 성공 가능성이 높고 자녀와 함께 살면 부정적인 영향을 미치게 된다는 것이다. 즉 노후에는 자녀와 떨어져 부부끼리 사는 게 좋다.

미국 정부에서 사회경제적 지위와 수명의 상관관계를 조사했는데, 상대적으로 사회경제적 지위가 낮은 히스패닉이 백인보다 2년 이상, 흑인보다는 7년 이상 더 오래 산다는 놀라운 조사 결과가 나왔다. 사회경제적 지위가 높을수록 더 오래 사는 게 정설이다. 히스패닉의 평균 기대수명은 80.6세인 데 비해 백인과 흑인은 각각 78.10세, 72.69세였다. 연구진은 이러한 결과에 대해 한 집에 3, 4대가 모여 살면서 각자 가족을 존중하는 히스패닉의 전통적인 가족구조를 중요한 요인으로 보았다. 이처럼 주변인이 나의 건강에 큰 영향을 미친다. 나의 건강 증진이나 질병 예방, 삶의 질에 주변인의 역할과 참여는 필수 요소이다.

지구상의 모든 생명체는 각자 독립적으로 사는 것처럼 보이지만 서로 연결되고 영향을 미치는 집단 생명체이고 초유기체, 온생명적 존재이다. 각자의 건강이 주변인에 의해 좌우된다는 뜻이니 특히 오래 살고 싶거나 건강하려면 친구를 사귀거나 친한 이웃을 여럿 두는 게 좋다.

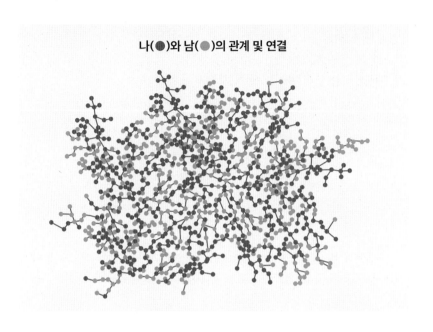

나(●)와 남(●)의 관계 및 연결

● 건강에 좋은 것을 골고루, 가능한 많이 한다.

건강관리는 질병 치료와 다르다. 질병 치료는 병에 가장 효과가 있는 한 가지 방법을 꾸준하게 하면 되지만 건강관리는 그렇지 못하다. 자신에게 알맞은 다양한 방법을 꾸준하게 해야 한다. 건강을 구성하는 요소는 다양하다. 인체 내부적으로는 오장육부의 기능이나 다양한 혈액, 소변 지표가 정상 범위여야 하고 행동, 정신, 정서, 심리, 영적으로도 문제가 없어야 한다. 또한 사회적으로나 주변 사람들과의 관계도 정상이어야 한다. 이러한 모든 요소들이 정상이어야 건강하다고 정의한다. 혈액, 소변, 영상 사진이 정상인 것은 신체적으로 정상일 뿐이다. 건강의 범위는 매우 넓고 다양하다. 예를 들어 치매 위험 30%를 줄이려면 치매 유전자를 억제하는 생활습관이 필요한데, 운동 1주일에 150분, 술하루에 1~2잔 이하, 현미, 채소 및 과일 매일 3번 이상, 고기 1주일에

1.5번 이하와 어류 2번 이상, 그리고 금연을 해야 한다. 이외에도 부부 간에 행복해야 하고 주변에 친구가 많아야 한다. 이처럼 한 질병을 예 방하기 위해서 해야할 게 많다.

● 건강을 위한 습관과 노력은 가능한 일찍 시작한다.

노년기 건강은 30대에 결정된다. 건강관리는 질병 치료와 달리 긴 시 간의 많은 노력이 필요하다. 젊었을 때부터 꾸준한 실천이 중요하다는 뜻이다. 건강관리에서 갑자기, 쉽게, 간단히 얻어지는 것은 없다. 또한 자제와 절제력이 중요하다. 대체로 젊었을 때는 모든 신체 기능이 정상 이어서 미래를 위해 건강을 관리하는 게 매우 어렵다. 또한 또래 친구 나 동료들과의 어울림 때문에 금연, 금주, 규칙적인 생활을 하는 것도 쉽지 않다. 본인의 의지도 약하지만 주변의 여건도 건강관리에 좋은 조 건이 아니다. 평생 동안 큰 병에 걸리지 않고 건강을 유지하려면 하루라 도 일찍 건강관리 노력을 하는 게 좋다. 그러나 늦었더라도 너무 후회하 지 말자. 지금 당장 시작하자. 시작하는 순간부터 효과는 나타난다. 만 약 오늘부터 금연, 금주, 운동 등을 한다면 그 효과는 바로 나타난다. 당연히 꾸준하게 하면 효과가 더 크게 나타난다.

● 강력한 건강 정책이 필요하다.

건강을 유지, 관리하기 위해서는 개인적으로 꾸준한 노력과 절제가 필요하다. 그러나 개인의 차원만으로는 건강하기가 어렵다. 국가, 지자 체, 지역사회의 참여와 강제성이 필요하다. 인간은 본능적으로 마음껏 놀고, 먹고, 자고, 마시고 싶어 한다. 규칙적이고 엄격한 생활이나 절제 를 원하지 않는다. 하지만 이렇게 하면 자신의 건강은 물론 남에게 큰 피해를 입힌다. 내가 핀 담배 연기가 가족이나 친구들에게 간접흡연의 피해를 준다. 이런 잘못된 생활습관이나 행동으로 모두가 피해를 입게 된다. 인간은 각자 개인적 생활과 더불어 주변의 가족, 친구, 동료, 이웃들과 서로 교류하고 영향을 미치면서 산다. 건강도 서로 큰 영향을 미친다. 서로서로의 노력이 중요하다. 그러나 자율적으로 놓아두는 것은 한계가 있다. 법적, 제도적 장치가 요구된다. 국가나 지자체 차원의 대처가 필요하다. 가령 청소년에게 담배나 술을 팔지 못하게 하거나 아무데서나 담배를 피우지 못하게 하는 것들이다.

병이 생기면 병원이란 한정된 곳에서 치료받지만 건강은 넓게 열린 공간에서 이루어진다. 건강의 場(field of health)이라고 한다. 건강하기 위해서는 다양한 요소가 동시에 필요하고 요구되기 때문이다. 일부 사람들에게는 불편할 수도 있겠지만 좀 더 많은 사람의 건강을 위해서 올바르고 강력한 건강 정책이나 제도가 필요하다.

PART

2

건강관리 방법

이 파트는 각론으로 건강관리를 위한 다양한 방법을 제시한다. 서양의학, 한의학과 중의학, 공중보건학에서의 핵심적인 방법들을 소개하였다. 주요 건강관리법은 정신건강관리법, 음식 및 물 건강관리법, 자연섭리에 따르는 건강관리법, 운동 건강관리법, 결혼 및 성생활 건강관리법, 오염 환경에서 건강관리법, 불평등, 빈곤사회에서 건강관리법, 마지막으로 한약 및 장내 미생물 건강관리법이다. 각 방법별로 인체 영향과 방법을 구체적으로 제시하여 실행할 수 있도록 하였다.

1

정신건강관리법*

* 정신건강관리법은 일반적으로 마음건강, 마음 다스리기, 뇌건강, 스트레스 관리 등으로 불리며 한의학과 중의학에서는 精神養生法, 攝神, 調心, 養心, 情志건강 등으로 불린다. 모두 같은 말이다.

정신건강관리법은 인간 정신 활동인 마음, 감정을 잘 다스려 건강을 지키는 것을 말한다. 인간은 누구나 희로애락의 감정, 욕망, 욕심을 가지고 살아간다. 마음속 다양한 마음, 감정은 외부 세계로부터 가해지는 각종 자극에 대해 일어나는 정신적이고 심리적인 반응이다. 정신, 마음의 문제가 생겼다면 그것을 두려워말고 잘 다스리고 제때 분산시켜 더 이상 발전하지 않게 조절해야 한다. 웃고 웃으면 10년 젊어지고, 근심하고 근심하면 머리가 희어진다(笑一笑 十年少, 愁一愁 白了頭)는 말은 감정과 건강 간의 관계를 잘 나타낸 표현이다. 양호한 정신, 감정은 사람으로 하여금 심정을 펴고 정서를 유쾌하게 하며 정신을 충만하게 하지만 좋지 못한 감정이나 자극은 氣의 기능(氣機)을 문란하게 하거나 장부 기능에 나쁜 영향을 끼쳐 각종 질병을 일으킨다.

孔子(공자)는 "어진 자는 장수하고, 마음을 헤아리는 자도 장수하며, 덕망 있는 자도 장수한다(仁者壽, 心知者壽, 大德心得其壽)"라고 주장하며 숭고한 도덕, 정서를 지녀야 장수할 수 있고 스스로 단련하는 것을 쉬지 않아야 생명을 오랫동안 지속시킬 수 있다고 하였다. 또한 孟子(맹자)는 "그 뜻을 갖고 그 기운을 서운하게 하지 말라(持其志, 無暴其氣)"고 주장하며 함부로 행동하는 것을 반대하고 의지의 수양을 통해 감정을 조절하여 너무 지나침이 없도록 할 것을 강조하였다. 이외에도 管子(관자)는 "무릇 삶이란 반드시 平正해야 한다. 平正을 잃으면 반드시 喜, 怒, 憂, 患이 생겨난다"고 하였다. 욕심이 많은 것과 욕심이 없는 것(寡慾과 無慾)을 반대하면서 "얻을 수 있는 욕심이라면 추구해야 한다고 하였다. 그것은 감정으로는 면할 수 없는 것이다"라며 욕망의 절제를 주장하였다. 특히 《黃帝內經(황제내경)》*에서는 "마음을 안정시키고 과도한 욕망을 일으키지 않는다면 생명의 원천인 眞氣(진기)가 체내를 골고루 순환하게 되고 정신이 소모되지 않으니 병이 어찌 생기겠는가"라고 하였다.

반면에 嵇康(혜강)은 心身을 정화함으로써 장수할 수 있다는 관점을 강조하여 "기쁨과 분노는 인체의 正氣(정기)를 손상시키고 깊은 생각과 고민은 정신을 소모시키며, 슬픔과 즐거움은 신성한 氣를 해친다. 물질에 집착하지 않으면 神氣가 맑아진다"고 하였다. 張湛(장담)의 《養生要集(양생요집)》은 "적게 고민하고 적게 생각하며 적게 욕심내고 적게 일하며 적게 말하고 적게 웃으며 적게 근심하고 적게 슬퍼하며 적게 기뻐하고 적게 분노하며 적게 좋아하고 적게 미워한다"의 十二少를 주장하였다. 이 十二少는 건강관리에 합치되며 감정, 정서의 조절과 욕심의 절제를 중시하였다.

정신이 맑고 뜻(意)을 평온하게 하는 것은 정신건강 관리의 근본이다. 마음이 조화로우면 육체가 건강해지고 神이 쇠약하면 육체가 손상된다는 뜻이다. 건강관리에서 가장 중요한 것은 정신건강이고 그 다음이 육체건강이다. 특히

* 황제내경(黃帝內經)은 중의학(한의학 포함)에서 가장 오래된 의서로 인체관, 생명관, 생리병리, 양생법(건강관리법), 경혈 및 침구 등의 기초적이고 기본적인 내용을 최초로 종합적으로 소개한 책이다. 소문(素問)과 영추(靈樞)로 구분되어 있다.

한의학과 중의학에서는 항상 정신건강법을 첫 번째로 꼽았다.

1) 인체에 미치는 영향

정신, 감정 활동은 인체 내외부의 자극에 대한 반응이지만 인체 내부의 五臟
六腑(오장육부), 精, 氣, 血과 津液, 정신, 육체 등 인체의 모든 기능 활동에 강한
영향을 미쳐 건강을 크게 훼손한다.

● 五臟(간심비폐신)에 영향

한의학과 중의학 이론에서는 분노가 과하면 간이 상하고(過怒傷肝), 지
나치게 기뻐하면 심장이 상하고(過喜傷心), 생각이 많으면 비장의 기운이
엉키고(過思傷脾), 슬퍼하면 폐의 기능이 균형을 잃고(過憂傷肺), 두려워하
거나 놀라면 신장에 무리가 간다(過恐驚傷腎)고 하였다. 인간의 감정이 오
장에 미치는 영향이 크다는 의미이다. 특히 감정의 편중이 오래가거나
지나치면 오장의 기능에 심각한 영향을 미쳐 다양한 질병이 발생한다.

오장과 정신·감정의 관계

오장	간장	심장	비장	폐	신장
관련된 정신·감정	분노(怒)	기쁨(喜)	생각(思)	슬픔(悲)	두려움(恐)

● 精, 氣, 血, 津液에 영향

精은 몸을 이루는 기초물질이고, 氣는 생명을 유지하는 무형의 에너

지 정보이며, 神은 생명 그 자체의 활력이다. 血은 혈액이며, 津液은 인체에 필요한 영양분이다. 건강을 지키기 위해서는 몸의 근원과 精을 지키고(養精), 생명 활동의 에너지인 氣를 기르며(調氣), 생명 활동의 중재자인 神을 잘 다스려야(治神) 한다. 따라서 養精은 건강의 기초이고, 養氣는 건강의 방법이며, 養神은 건강의 관건이다. 이러한 精氣神을 함께 잘 기르는 것이 진정한 건강관리 방법이다.

정신, 감정이 과격하면 氣의 기능이 문란하고 血, 津液이 손상되기까지 한다. 예를 들어 분노하면 기가 치솟고, 기쁘면 기가 풀어지고, 슬프면 기가 소모되고, 두려워하면 기가 하강하고, 놀라면 기가 어지럽고, 생각하면 기가 뭉친다(怒則氣上, 喜則氣緩, 悲則氣消, 恐則氣下, 驚則氣亂, 思則氣結). 이는 정신, 감정으로 신체가 손상되는데 가장 먼저 장부 기능에 문제가 생기고 이어서 다양한 질병이 발생한다는 것을 의미한다. 예를 들어 怒則氣上(노칙기상)은 面紅, 目赤, 근육 긴장, 두통, 현훈, 혼절 또는 뇌졸중 등이 생기며, 恐則氣下(노칙기하)는 얼굴색 창백, 가슴 두근거림, 놀람이 일어나고 심하면 대소변을 가리지 못한다. 悲則氣消(비칙기소)는 숨이 차거나 천식 등의 질병이 생기고, 思則氣結(사칙기결)은 피로, 무력감, 식욕저하, 가슴과 복부 통증이 일어난다. 喜則氣緩(희칙기완)은 가슴 두근거림, 불면, 건망증, 심하면 정신분열증이 생긴다. 驚則氣亂(경칙기란)은 정신 혼란을 일으키고, 앉고 눕는 것을 불안해하며, 심하면 정신이 오락가락하고 心氣가 산란하여는 전간증이 발생한다.

이외에도 정신, 감정이 과격하면 氣 기능의 문제로 담습(痰濕)*이나 어혈(血瘀)*이 생겨 여러 질병이 발생하거나 악화된다. 예를 들어 과도한 스트레스 상태인 肝氣盉結(간기울결)은 옆구리, 유방, 아랫배 등이 단단하고 통증이 있거나 자

* 담습(痰濕)은 水, 津液이 감염 등으로 변형되어 나타나는 병리적 상태를 말한다.
* 어혈(血瘀)은 수술, 타박상 등으로 인해 혈관 밖으로 나와서 정상적 기능을 잃어버린 혈액이다.

주 한숨을 쉬는 등의 증상이 나타나며, 혹은 매핵기, 월경통증, 폐경, 심하면 자궁근종이나 물혹이 생긴다. 이 모든 것들은 정신, 감정의 과격이 精, 氣, 血, 津液의 기능에 영향을 미쳐 생기는 질병이다. 이처럼 인체의 정신, 감정 활동과 精, 氣, 血, 津液은 밀접한 관계가 있다.

● 神(생명력, 정신 활동)에 영향

精, 氣, 血과 津液은 오장육부 기능의 산물이지만 정신, 감정 활동의 기초물질이다. 따라서 정신, 감정 자극은 직접적으로 오장육부를 손상시키고 精, 氣, 血, 津液도 해치게 된다. 이것이 더 진행되면 정신 기능까지 영향을 준다. 예를 들어 두려워하고 근심하면 神을 상하고, 두려움과 근심이 해결되지 않으면 意를 상한다. 슬픔이 動(동)하면 魂(혼)을 상하고, 기쁨의 제한이 없으면 魄(백)을 상한다. 분노함이 멈추지 않으면 志를 상하고, 두려움이 해결되지 않으면 精을 상한다(怵惕思 慮者傷神 愁忧而不解則傷意 悲哀動中則傷魂, 喜樂無極則傷魄 盛怒而不止則傷志, 恐惧而不解則傷精)고 하였다. 정신, 감정 활동은 오장육부 기능의 결과이고 동시에 精, 氣, 血, 진액 등 물질의 기초가 된다. 결과적으로 정신, 감정의 과격은 정신 활동의 장애를 일으키며, 또한 정신 활동 장애는 육체적 질병, 오장육부, 기혈 등에 병변을 일으키거나 악화시킨다. 동시에 원래 있는 정신, 감정 질병을 더 악화시킬 수 있다.

● 그러나 급성, 만성 정신 장애(스트레스)는 인체에 미치는 영향이 다르다.

여러 연구에 의하면 인체는 스트레스를 받으면 교감신경계와 내분비계에서 반응이 일어난다. 스트레스를 받고 나면 인간의 몸은 원래로 곧 되돌아온다.

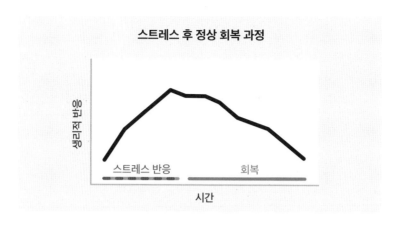

스트레스 후 정상 회복 과정

생리적 반응

스트레스 반응　회복

시간

스트레스가 주기적으로 반복되면 인체의 반응은 다르다. 짧게 주기적으로 반복되면 인체는 정상과 스트레스 상태를 반복하게 된다. 반복되다가 스트레스가 중단되면 정상으로 되돌아간다.

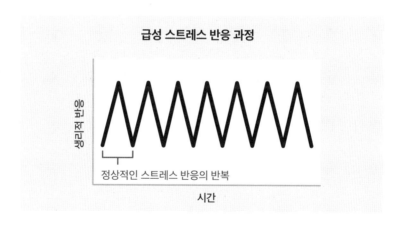

급성 스트레스 반응 과정

생리적 반응

정상적인 스트레스 반응의 반복

시간

그러나 스트레스가 반복적이지 않고 장기간 지속되면 몸은 전혀 다른 반응을 나타낸다. 생리적 반응이 정상으로 돌아가는 일시적인 변화가 아니라 아예 지속적인 스트레스 상태가 되어 몸은 새로운 상태가 형성된다. 일시적인 반응으로 끝나야 할 변화가 장기간 지속되면서 인간의 몸은 전과 전혀 다른 상태인 병적 상태로 되어버린다. 이러한 만성 스트레스에 노출된 사람은 스트레스 호르몬인 코르티솔 수치가 올라가고 심혈관이 딱딱하게 굳는 석회화가 진행될 위험이 높으며 염증반응 수치가 올라가고 고혈압, 당뇨병, 우울증 등 만성 질환이 발생하거나 악화된다.

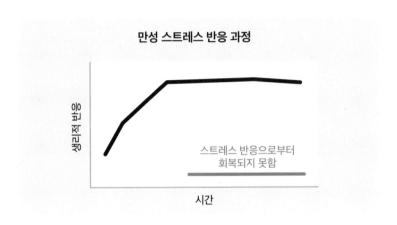

2) 방법

(1) 도덕 수양을 한다

건전한 도덕적 정서와 인성의 함양을 통해 올바른 품성을 기르고 높고 큰 뜻을 품어 심신의 건강을 촉진하는 건강법이다. 인성이 선하면 애써 배우지 않아도 매사에 울화(鬱火)가 발생하지 않고 동시에 여러 질병들이 생기지 않는다. 도덕 수양과 오장육부의 협조에 내재적인 연계가 갖추어지면 仁이 쌓이게 되어 높고 아름다워져 장수할 수 있다. 그러므로 사람이 100살이 넘어도 동작이 쇠퇴하지 않을 수 있는 까닭은 그 사람의 德이 온전하여 위태롭지 않기 때문이다. 德이란 하나의 큰 철학 범주로 인의예지신(仁義禮智信)이 포함되며, 지식을 풍부히 하고 지혜를 증가시키며 품성을 바르게 기르고 건전한 인생관을 수립함으로써 사회에 적응한다는 의미를 내포한다. 물 흐르듯 善을 따르고 원수를 대하듯 악을 배척하며 넓은 도량을 키우면 심신의 평안함과 氣血의 원활한 소통을 촉진하게 된다. 孔子는 '어진 사람은 장수한다. 어진 사람은 남을 사랑한다'고 하였고 中庸(중용)에서는 '큰 德을 지닌 사람은 반드시 장수한다'고 하였다.

周愛群(주애군) 등은 논문에서 "지혜로운 자는 장수한다"는 이치를 다음의 세 가지로 보았다. ① 지혜로운 자는 건강관리법의 이치에 따라 자연에 순응하고 감정을 조절할 수 있다. ② 지혜로운 자가 전심전력으로 몰두하는 것은 氣功을 수련하는 것과 비슷하므로 氣功의 "靜"과 유사한 경지에까지 완전하게 진입할 수 있다. ③ 지혜로운 자는 쉬지 않고 진취적인 마음을 가지고 있다. 두뇌의 사용은 재능과 지혜를 증강시켜 "仁智"에 도달하며 腦의 노화를 방지한다.

일본의 연구에 따르면 부지런히 두뇌를 쓰는 사람의 지능이 그렇지 않은 사람보다 50%가 높게 나타났다. 두뇌를 적게 쓰거나 혹은 사용하지 않는 사람은 지능의 쇠퇴가 비교적 빠르며, 노년에 이르면 쉽게 반응이 느려져서 치매현상이 나타난다. 끊임없이 학습하고 기억하면 뇌 속의 혈액 공급 상태를 개선시켜 대뇌의 노화를 방지하고 위축을 늦출 수 있다는 것이 실험으로 증명되었다. 민첩한 성격, 적극적인 생각과 사회생활은 사람의 정신을 장기간 왕성한 상태로 유지할 수 있게 하고 지능도 쇠퇴하지 않게 할 수 있음이 연구에서 밝혀진 바 있다.

(2) 뚜렷한 생활신조로 자신의 삶을 산다

남의 눈길은 크게 중요하지 않다. 나만의 것이 기준이 된다. 남과 비교하지 않고 내 자신을 있는 그대로 받아들인다. 이렇게 하려면 나만의 뚜렷한 생활신조를 세우고 진취적인 정신자세를 가지는 "자강입지(自强立志)"가 중요하다. 군자는 "반드시 스스로 노력하고 게을리하지 말아야 한다는 의미로 그렇지 않고 마음이 한번 나태해지면 온몸이 나태해진다"고 하였다. 뜻을 세워 쉬지 않고 스스로 강화하는 것은 생활을 윤택하게 하고 건강에 큰 도움을 준다. 항상 바른 일, 예를 들어 독서, 노동 등을 하면 생각에서 사악함이 일어나는 것을 방지할 수 있다고 하였다(養生須知 양생수지). 타인 의존성, 타인 지향성을 없애고 자기만의 기준으로 스스로를 사랑하고 지켜가야 한다. 남 또는 다른 것을 나 또는 나의 것과 비교하지 않는다. 동시에 타인의 다양성도, 남의 것도 존중하고 인정해야 한다. 서로 각각 있는 그대로의 가치를 존중하고 지킨다.

자신의 처지나 상황을 남들과 가능한 비교하지 않고 자신의 의지나 관점으로 사는 게 필수적이다. 최근 매우 발달된 SNS, 인터넷, 방송 등으로 과거에 주변인들과의 한정된 비교에서 이제는 불특정 다수인과의 비교가 가능해지면서 현대인들의 정신건강이 크게 악화되고 있다. 특히 20, 30대 한국인의 우울증, 자살률이 크게 높아졌다. 이는 부모 세대의 비교 대상은 주변 사람이었는데 20, 30대는 온라인을 통한 무한 비교로 박탈감이 큰 문제인 것으로 밝혀지고 있다. 위를 보고 나를 보면 희망이 없다. 비교하거나 비교당하지 않는 당당함과 뚜렷한 소신은 이 시대를 살아가는 데 매우 중요한 요소이다.

나는 남과 비교할 수 없는 가치와 존재 이유가 있음을 확인해야 한다. 세상에서 나는 오직 하나이고 그 누구와도 비교할 수 없는 존재 가치가 있다고 여겨야 한다. 진정으로 자신을 아끼고 사랑하며 있는 그대로 자신의 모습을 사랑하면 자연스럽고 편안하다. 그러나 항상 무절제를 경계해야 한다. 무절제하면 육체와 정신이 흩어지게 되고 육체와 정신이 흩어지면 곧 피로가 온다. 한 가지에 전념하면 신경을 쓰더라도 피로하지 않으며, 이는 의지가 굳고 정신이 안정되기 때문이다.

10, 20, 30대 한국인의 5대 사망 원인(2018년)

순위	10-19세	20-29세	30-39세
1	자살(고의적 자해)	자살(고의적 자해)	자살(고의적 자해)
2	운수사고	운수사고	악성 신생물
3	악성 신생물	악성 신생물	운수사고
4	심장질환	심장질환	심장질환
5	익사사고	뇌혈관 질환	간질환

(3) 심신의 청정을 유지하고 부정한 정서적 자극을 줄이거나 없앤다

청정양신법(淸靜養神法)으로 淸은 心源을 깨끗이 하는 것을 말하고 靜은 氣海를 평온하게 하는 것을 말한다. 心源이 깨끗하면 어지럽지 않고 性情이 안정되며 神氣가 밝아진다. 氣海가 평온해지면 사욕이 일어나지 않고 精氣가 온전해지며 육체가 튼튼해진다. 心氣가 평온하면 元氣를 공고히 할 수 있어 만병이 발생하지 않고 100세까지 살 수 있다. 따라서 淸靜은 養神할 수 있을 뿐 아니라 신체도 편안하게 할 수 있으므로 정신과 신체가 함께 조화되어 장수할 수 있게 된다.

王極盛(왕극성)의 연구에 의하면 낙관적이고 겸손하며 일 처리가 적극적인 사람은 몹시 방자하고 오만하거나 혹은 소극적이고 비관적인 사람보다 건강한 것으로 것을 밝혀졌다. 미국의 조사에 따르면 근면성실하고, 항상 확고하고 낙관적인 태도로 환경 변화에 잘 대처하는 사람의 신체가 가장 건강한 것으로 밝혀졌다. 실제로 장수 노인의 조사에서도 고령 노인의 절대다수가 마음이 편안하고 낙관적이며 침착하고 부드러우며 열심히 생활하고 명랑하며 꿋꿋하여 화를 잘 내지 않는 것으로 나타났다. 의학적으로도 정서가 대뇌를 통해 심리 활동과 생리 활동에 영향을 미친다는 사실이 증명되었다. 낙관적인 정서는 체내의 신경계통과 내분비계통의 자동 조절 작용을 가장 좋은 상태로 유지하고 체내의 각 기관계통의 활동을 잘 조화시켜 심신의 건강을 촉진하고 더욱 효과적으로 환경에 적응할 수 있도록 돕는다.

여러 연구에서 정신적으로 고통 받는 것은 신체적 건강이 적어도 5년의 손상을 입는다는 것을 밝혔다. 슬픔을 울음으로 발설하는 것은 효과적인 방법이다. 이와 관련하여 일부 학자들은 남성이 여성보다 위궤양 발병이 많은 까닭은 남성이 우는 것을 부끄럽게 생각하여 항상 감정을 억제하는 것과 관계가 있을 것이라고 하였다. 눈물은 슬플 때 생기는 유해한 독성물질을 체외로 배출하므로 건강에 도움을 준다. 장기간 혹은 정도가 지나친 억제나 의기소침을 겪거나, 염세주의, 절망 등의 우울한 감정에 빠지거나, 내성적인 성격을 가진 사람은 위의 연동운동과 소화액 분비가 억제되므로 식욕감퇴가 발생한다고 한다. 여성은 월경량의 감소, 심지어는 폐경을 일으킬 뿐만 아니라 암 발병 가능성이 높고 동시에 암의 병세와 예후에도 영향을 미치게 된다.

돌발적이거나 장기간 지속되는 놀람은 부신의 노르아드레날린과 아드레날린의 대량 분비를 야기하여 혈압이 상승하고 심장박동수가 빨라지며 지방산이 증가할 수 있다. 이러한 상태가 장기간 지속되면 고혈압, 관상동맥경화증, 뇌혈관 질환을 유발할 수 있는 것으로 밝혀졌다. 그리고 두려워할 때는 위 점막이 하얗게 변색되고 위산의 분비가 멈추므로 궤양병이 발생하는 것으로 나타났다. 갑자기 놀랐을 때는 일시적으로 호흡이 중단되고 말초혈관이 수축되므로 안색이 하얗게 변하고 식은땀이 나는 등의 증상이 나타날 수 있다.

● 가능한 삶에 초연하고 담담하라.

어떤 일을 계획하고 진행할 때 초연하고 담담한 태도를 유지하며 이해득실을 판단함에 있어 평온하고 안정된 심정을 유지한다.《養生延命

錄(양생연명록)》에서는 "道가 존재하지 않으면 번잡해진다. 승패, 득실, 영욕을 생각하지 않으면 장수를 얻을 수 있다"고 하였다. 老子(노자)는 소박한 것을 찾아 그를 품는다(見素抱樸), 텅 빔의 지극함에 이르다(致虛極), 고요함을 지켜 두텁게 하다(守靜篤) 등으로 모든 일을 지나치게 갈망하거나 추구해서는 안 됨을 사람들에게 경계하였다.

실제로 근심하거나 낙담하는 상태는 여러 가지 나쁜 생리반응을 수반한다는 사실이 연구를 통해 밝혀졌다. 즉 뇌하수체의 작용과 부신 분비의 증가로 인해 안색이 창백해지고 두통과 피로가 나타나며 반응이 늦고 미각 장애, 소화불량, 호흡이 느려지는 증상이 나타날 수 있다. 다른 연구에서는 슬픔, 절망, 곤혹감, 자책 등의 정서가 코르티솔 호르몬의 과도한 분비를 유발하여 인체의 면역 기능을 심하게 방해하므로 류마티스 관절염과 같은 "자가면역질환"을 일으킨다고 한다.

● 매사 평온함을 유지하라.

번뇌는 죽음으로 비유된다. 이는 번뇌가 인체에 미치는 영향이 그만큼 큼을 말하는 것으로 반대로 번뇌를 없앰으로써 병을 제거하는 건강관리을 표현한 것이다. 번뇌는 일이 발생하였을 때 心神이 괴롭고 나중에 나타날지도 모를 나쁜 결과까지 미리 걱정하기 때문에 생긴다. 《壽世保元(수세보원)》에서는 "만물이 다가오면 순응하고 지나간 일에는 마음을 편안히 갖는다"고 하여 지난날의 불쾌한 일과 번뇌를 오래도록 마음속에 담아두어 스스로 괴로움을 자초하지 말라고 하였다. 이미 지나간 일은 잊고 반드시 현재를 직시하며 마음은 미래로 향하여 제때 淸靜을 혼란시키는 생각을 던져버려야 한다. 괴롭고 힘든 일을 조정하고 다스리는 데 가장 중요한 것은 바로 靜이다.

실제 연구에서 심신의 건강은 정서가 안정되었는지 혹은 긴장되었는지의 여부와 밀접한 관계가 있으며, 유쾌하고 평화로운 정서가 곧 장수하는 중요한 심리 조건 중 하나인 것으로 나타났다. 긴장은 수많은 질병을 유발할 수 있는데, 위·십이지장 궤양출혈, 심근경색, 뇌출혈, 고혈압 및 협심증, 당뇨병, 천식, 편두통, 갑상선기능항진증 등은 모두 정서가 과도하게 긴장됨으로써 발생할 수 있다. 긴장 상태는 암의 형성을 유발하는 무시할 수 없는 요인 중 하나이다. 조사에 의하면 35%의 모든 질병이 정서의 긴장과 관계가 있는 것으로 밝혀졌다.

(4) 낙관적이고 호탕한 마음을 가진다

낙관적이면서 넓은 도량으로 인생을 대하고 명랑하면서도 호방한 마음으로 세상사를 처리하면 心情이 온화해지고 후련해진다. 낙관적이고 명랑한 마음가짐은 심신을 평안히 유지하는 중요한 방법이다. 한결같이 마음이 안정되면 병이 어떻게 진행되는지 알 수 있다. 마음에 병이 없으면 자연히 심각한 증상은 경감되고 가벼운 증세는 점차 치료된다. 평상시 내 뜻처럼 되지 않을 경우 힘껏 스스로 위로해야 한다《養生必指(양생필지)》). 이밖에도 유쾌하고 재밌는 이야기를 많이 듣고 성격이 명랑한 사람과 교제하여 그 영향을 받는 것도 좋다.

일본의 연구에 따르면 100세 노인 중에서 외향적 성격을 가진 사람이 대부분을 차지한 것으로 나타났다. 좋지 않은 성격은 수많은 질병의 발병 원인이 될 수 있다. 예를 들어 승부욕과 사업에 대한 성취욕이 강하여 웅대한 기상이 차 있는 사람이나 조급한 성격을 가진 여성들은 일반인보다 편두통 및 궤양성 질병에 걸릴 가능성이 높다.

또 다른 연구는 암 성격을 가진 사람이 있는데 이들은 암에 쉽게 걸리게 된다. 이들의 특징은 유아기 때에는 어떤 일에도 관심이 없고 고독하며 친척, 심지어는 부모와도 접근하기 싫어한다. 성년이 된 후에는 한 사람 혹은 자기의 직업에 지나치게 집착하게 되는데, 만약 배우자가 죽거나 자식이 멀리 떠나고 혹은 본인이 일을 그만두게 되면 이로 인해 의기소침해져 곧 절망하여 넋이 나간 상태에 빠지게 된다는 것이다. 이러한 정서, 성격, 태도, 문제 처리 방식 이 모두 면역계에 강하게 작용하는 것으로 밝혀졌다. 그리고 암환자의 조사 에서 정신 상태의 좋고 나쁨과 자신감의 존재 여부가 암의 예방과 환자의 생 존기간에 직접 영향을 미치는 것으로 나타났다.

도량이 좁고 일이 발생하였을 때 지나치게 따지는 사람은 항상 불만과 원한, 질투 등의 불량한 정서 상태에 이르므로 건강을 해치게 된다. 연구에 따르면 질투가 심한 사람은 쉽게 심신의 고통을 받아 해로운 상태를 조성하므로 흔 히 요통, 위통, 불면증, 신경쇠약 증상이 나타난다. 특히 성질이 난폭하고 의심 이 많은 경우에는 질투 심리를 가중시켜 악순환된다.

(5) 사욕(사사로운 욕심)을 절제한다

욕심이란 타인을 고려하지 않고 자신의 이익만을 추구하는 욕망을 말한다. 욕심이 많은 사람은 항상 부족하다는 느낌으로 무언가를 추구함으로써 피로 해져 심신이 손상되어 건강에 해롭다. 《遵生八牋(준생팔전)》에서는 "욕심이 있 으면 재앙이 들어오고 욕심이 없으면 재앙이 들어올 수 없다. 또한 욕심이 없 으면 행하는 바가 저절로 간단해지고 또 마음의 평온함과 즐거움을 느낄 수 있게 된다"고 하였다. 과도한 물질적 이익과 향락을 추구하면 건강을 해치므 로 경계해야 한다.

인간은 각기 다른 환경과 조건 하에서 사욕을 추구하게 되므로 사욕의 절제 는 실로 힘들고 어려워 반드시 노력이 필요하다. 사욕의 절제는 정신건강 관 리의 전제조건이고 큰 지혜와 용기를 실현할 수 있게 해주는 기본적인 요소이다. 그러므로 "경건함을 세우면 뜻을 유지할 수 있고 욕심을 줄이면 氣를 기를 수 있다"고 하였다. 욕심의 억제를 통한 정신수양을 말하며, 이는 정신적 평형을 통해 심신의 안정과 건강을 유지하는 방법이다. 욕심은 부귀, 영화, 공명을 지나치게 추구하는 것이다. 또한 남에게 보복하려는 감정은 마땅히 억제해야 한다. 무릇 몸에 질병이 발생하지 않게 하려면 먼저 그 마음을 바르게 해야 한다.

(6) 기쁨과 분노 감정의 균형이 필요하다

기쁨과 분노 감정의 균형이 필요하고 그 관건은 기뻐함에 지나침이 없게 하고 화내는 것을 금하는 것이다. 《古今醫統(고금의통)》에서는 "지나치게 큰 기쁨은 心을 손상시키며 손상이 쌓이면 神을 손상시킨다. 그러므로 기쁨을 적당히 줄이면 神이 피로하지 않게 된다"고 하였다. 《三元延壽參贊書(삼원연수참찬서)》에서는 "마음이 너무 기쁘면 陽氣가 분산되므로 기쁨을 억제하여 陽을 길러야 한다"고 하였다. 기쁜 감정은 마음을 즐겁게 하지만 반드시 적당히 조절해야 한다는 뜻이다. 사람에게는 항상 부족함이 있어야 한다. 만약 기분이 매우 좋으면 곧 저절로 적당하지 않은 경우가 생기기 마련이기 때문이다.

분노는 가장 쉽게 인간의 심신을 손상시킨다. 약간 분노하면 신체가 망가지고 크게 분노하면 수명에 해를 끼친다. 인간의 감정 중에서 가장 먼저 분노를 경계해야 한다. 분노를 경계하는 방법은 참고(忍) 잊어버리는(忘) 것이다. 분노가 폭발하려고 할 때 우선 입을 다물어 말을 하지 않고 마음이 안정되기를 기다려야 한다. 인내로써 분노를 제어한다《畜德錄(축덕록)》고 했다. 많은 전문가들은 책상에서 "분노를 제어 또는 억제(制怒)"라는 글자를 써놓고 이를 양생의 기본으로 삼았다. 그러나 분노를 억제하기 어려우면 조용하고 사람이 없는 외진 곳에서 소리를 지르고 돌을 던지거나, 뛰거나, 발을 힘껏 구르는 등으로 발산하도록 하였다.

(7) 슬픔과 우울한 감정을 빨리 털어버린다

슬픔과 우울함은 부정적 감정이다. 슬픔이 쌓여 五臟까지 미치면 생명이 위태해질 수 있다. 과도한 슬픔은 五臟의 정기를 쇠약하게 한다. 또한 우울함이 해소되지 않으면 心神이 상쾌하지 않고 氣血이 순조롭게 소통되지 않는데, 이러한 상태가 오랫동안 지속되면 氣가 울결되어 갖가지 병이 발생한다. 氣血이 순환이 잘되면 모든 병이 물러나고 氣血이 울결되면 모든 병이 발생한다. 마음을 활짝 열고 쾌활한 감정을 갖으며 고충을 털어놓거나, 목 놓아 울거나, 통곡하여 슬픔과 우울함을 제대로 해소하는 게 중요하다. 슬픔과 우울함은 반드시 제때 잘 해소시켜야만 질병의 발생을 피할 수 있다.

(8) 의혹을 해소한다

마음속에 있는 의혹을 없애고 정서의 불안정한 상태에서 벗어나는 건강관리법이다. 의혹은 어떤 사실에 대한 이해의 불충분이나 어떤 이치에 대한 이해의 부족으로 인해 생긴다. 그러나 오랫동안 의혹이 풀리지 않으면 병이 생긴다. 의혹이 그치지 않아 心이 주관하지 못하면 正氣가 순환하지 못하고 질병의 원인이 침범하여 잠을 이룰 수 없으며 식욕이 없고 말이 없어지며 氣血이 쇠약해진다.

2

음식 건강관리법

옛부터 "음식은 하늘이다", "최고의 의원은 주방에 있다"고 했다. 건강관리에서 음식의 중요성을 이르는 말이다. 음식은 인류에게 없어서는 안 될 필수요소이고 생명의 근본이다. 음식은 인간의 배를 채우기도 하고 몸을 건강하게 하며 병을 치료하는 보약이 되기도 한다. "겨울에 무를 먹고 여름에 생강을 먹으면 의원도 필요 없다"는 말이 있듯이 일상에서 음식을 통한 건강관리가 얼마나 중요한지 알 수 있다. 모든 음식은 독특한 성분과 영양으로 효능이 있어 잘 활용하면 병이 있을 때 어느 약재보다 나은 효과를 볼 수 있다. 그러나 음식은 사람을 보양할 수도 있지만 사람을 상하게 할 수도 있다. 따라서 일상생활에서 음식을 먹을 때 반드시 음식 건강관리법의 원리를 지켜야 한다.

음식은 사람들이 생존하기 위한 필수조건일 뿐 아니라 건강 유지에 큰 영향을 끼치는 중요한 요인이다. 평상시 음식습관을 길러야만 무병장수하는 삶에 한 발 더 나아갈 수 있다. 한의학과 중의학에서는 질병을 치료할 때 먼저 음식 치료를 강조한다. 음식 치료가 효과가 없을 때야 비로소 약물 치료를 시작한다. 음식은 醫食同源(의식동원), 藥食同源(약식동원)으로 치료제이며 약이다.

1) 인체에 미치는 영향

음식은 인체 건강을 유지하는 중요한 요소 중의 하나이고 인체의 정상적인 생리 활동을 유지하며 질병에 대한 저항 능력을 높이고 성장 및 발육을 뒷받침하며 장수하도록 영양분을 제공한다. 따라서 합리적인 음식 섭취는 인간의 생존과 건강, 장수에 필수조건이다. 음식을 정상적으로 섭취하고 소화기능이 제대로 돌아가야만 비로소 영양물질이 생성되어 氣血, 장부, 근육 및 뼈에까지 두루 영양을 받아 육체, 정신이 모두 정상 기능을 유지할 수 있다.

● 음식은 생명의 근본이다.

정상적인 음식 섭취는 육체적 건강과 인체의 생명 활동이나 유지에 필수적인 精, 氣, 血, 津液의 근원이다. "음정은 음식에서 생겨나고 음정이 저장되는 오장(간심비폐신)은 음식으로 상한다. 음식을 조화롭게 먹는다면 장수할 수 있다(陰(精)之所生 本在(飮食)五味, 陰之五宮(臟), 傷在五味, 和五味…長有天命)"고 하여 질병의 예방과 치료 과정에서 음식과 질병 간의 관계를 매우 중요시하였다. 음식은 생명의 근본(立身之本)으로 인체에 필수적인 기본물질을 제공하여 정상적인 생리 기능을 유지해서 건강을 보장한다. "人以水谷(음식)爲本, 人絶水谷(음식)則死"라고 하여 인체 생명 활동에서 음식과 영양의 중요성을 강조하였다.

● 음식은 건강 유지의 필수요소이다.

飮食은 인체의 면역 능력을 높여줄 수 있다. 음식은 위에 들어가 소화 작용에 의해 흡수된 뒤 氣血로 변화되는데, 기혈이 충분하여 正氣(정기)가 생기면 사기(발병 원인)가 인체를 침범하지 못한다(氣血充盛, 正氣存

內, 邪不可干). 그러나 正氣가 부족하면 질병저항력이 저하되어 몸이 허한 틈을 타서 병의 원인이 몸으로 침입하여(虛邪賊風 乘虛而入) 질병을 일으키게 된다. 음식 중 영양성분은 인체 내에서 精, 氣, 血, 津液으로 변하여 신체를 성장시키고 생명 활동을 유지하기 위한 기초물질로 활용된다. 만약에 섭취한 음식물의 영양성분이 충분하지 못하고 필요한 정도로 흡수되지 못하면 精, 氣, 血, 津液이 부족해서 신체가 허약해지고 생명력이 저하되어 결과적으로 건강을 잃거나 질병이 생긴다.

한의학과 중의학에서는 "음식이란 백성을 살아가게 하는 하늘이요, 인간의 목숨을 살리는 근본이다(飮食, 生民之天, 活人之本也)"라고 여겨 음식이 인체의 건강과 밀접한 관련이 있음을 시사하고 있다. 음식의 五味(오미)가 조화되어야만 비로소 골격이 바르고 근육이 부드러워지고 기혈이 원활이 유통되며 생장발육이 양호해질 수 있다. 지나치게 성하거나 지나치게 부족한 것은 병을 유발할 수 있다.

● 五味는 오장의 기능에 영향을 미친다.

음식 중 영양성분과 五臟의 관계는 주로 음식의 五味가 五臟에 적합한지의 여부에 달려 있다. 《황제내경》에서는 "신맛은 간으로 들어가고, 매운맛은 폐로 들어가고, 쓴맛은 심장으로 들어가고, 짠맛은 신장으로 들어가고, 단맛은 비장(+췌장)으로 들어간다(五味所入, 酸入肝, 辛入肺, 苦入心, 鹹入腎, 甘入脾)"고 하였으며, "매운맛은 흩어지게 하고, 신맛은 수렴시키고, 단맛은 느슨하게 하고, 쓴맛은 견고히 하고, 짠맛은 부드럽게 한다(辛散, 酸收, 甘緩, 苦堅, 鹹軟)"고 하였다.

음식 맛은 臟腑, 精氣의 근원인데 맛을 골고루 먹지 않고 편미(偏味)하면 오장의 기능이 불균형을 이루어 정상적인 균형과 상호 협조가 안되어 병이 생긴다. "단맛, 신맛, 쓴맛, 매운맛, 짠맛을 과하게 하는 것은 몸에 해를 끼친다(大甘, 大酸, 大苦, 大辛, 大鹹 五者充形則生害矣)"고 했으며, "신맛을 많이 먹으면 소화기(脾氣, 비기)가 끊어지고, 짠맛을 많이 먹으면 큰 뼈가 약해지고, 단맛을 많이 먹으면 숨이 차고 검게 변하며 신기의 균형이 깨지고, 쓴맛을 많이 먹으면 소화기가 충분하지 않고 위기가 이에 과해지며, 매운맛을 많이 먹으면 근육과 혈맥이 느슨해져 정신이 선명하지 않다(味過于酸 脾氣乃絶 味過于鹹 大骨氣勞短肌 味過于甘 心氣喘滿 色黑 腎氣不衡 味過于苦 脾氣不濡 胃氣乃厚 味過于辛 筋脈沮弛 精神乃央)"고 하였다. 평소 좋아하는 맛을 주로 먹거나 많이 먹는 습관인 한쪽으로 치우친 맛(偏味, 편미)은 인체에 나쁜 영향을 미쳐서 다양한 질병을 일으킨다.

● 음식은 氣血을 생성한다.

氣와 血은 서로 뒷받침하면서 영향을 미치는데, 氣는 陽에 속하고 血은 陰에 속하며 氣는 몸을 덥혀주고 血은 몸에 영양을 대주는 것으로 "氣爲血之帥", "血爲氣之母"의 관계를 맺고 있다. 氣血은 인체의 생명 활동을 주재하므로 氣血이 충족하면 생명력이 왕성하여 몸도 튼튼하지만 반대인 경우는 건강에 영향을 미쳐 질병을 일으킨다. 이렇게 인체 생명 활동의 유지에 중요한 역할을 하는 氣血은 주로 음식 중의 영양분에서 생성되므로, 음식의 적절한 섭취는 매우 중요한 의의를 갖는다고 할 수 있다. 음식과 氣血의 관계는 밀접하다. 人體의 氣血은 주로 飮食 중 영양분이 변화된 것이다. 《황제내경》에서는 "하늘은 五氣로서, 땅은 五味로서 사람을 먹인다. 五氣는 코로 들어가서 심폐에 저장되며 위로 五色을 보게 하고 음성을 나타내게 한다. 五味는 입으로 들어가 위에 저장되어 五氣를 기른다. 氣가 화평하면 진액이 성해지고 정신이 살아난다(天食人以五氣, 地食人以五味. 五氣入鼻, 藏於心肺, 上使五色修明, 音聲能彰; 五味入口, 藏於腸胃, 味有所生, 以養五氣. 氣和而生, 津液相成, 神乃自生)"고 하였다.

2) 방법

● 小食해야 한다.

小食은 음식 섭취량을 줄이는 것으로 음식 건강관리법의 가장 중요한 원칙이다. 소식하지 못하면 쉽게 질병을 일으켜 장수에 큰 영향을 미치게 된다.

소식은 음식 절제 방법 중 하나이다. 《황제내경》에서는 "음식을 두 배로 먹으면 장과 위가 상한다(飮食自倍, 腸胃乃傷)"고 하였으며, "지나치게 배불리 먹으면 힘줄이나 맥줄기가 이리저리 풀려 장벽(일종의 소화불량)을 앓고 치질이 된다. 지나치게 많이 마시면 기가 거꾸로 逆한다(因而飽食, 筋脈橫解, 腸癖爲痔; 因而大飮則氣逆)"고 하여, 늘 지나치게 과식하면 대소장이나 위를 손상시킬 뿐만 아니라 또한 氣血이 不暢(불창)하게 되고, 筋脈이 鬱滯(울체)되어 설사, 치질, 구역 및 가슴 답답함, 숨참(下利, 痔瘡, 氣逆) 등의 병증을 일으킨다고 하였다. 또한 기름진 음식(肥甘厚味)을 장기간 많이 먹으면 內熱이 생겨 심한 경우 종기 따위가 생기기도 하므로 "기름진 식습관이 다리에 종기를 생기게 한다(高粱之變, 足生大疔)"고 하였다. 기름기가 많은 음식은 마땅히 절제해야 하지만 또한 너무 먹지 않는 것도 元氣를 감소하게 하므로 "곡식이 몸으로 들어가지 않은 것이 한나절이면 기가 쇠하고 하루면 기가 줄어든다(穀不入, 半日則氣衰, 一日則氣少矣)"고 하였다. 음식의 차고 뜨거운 것을 알맞게 하여 먹는 것도 중요한데, 찬 음식은 소화기(脾胃)를 손상시킬 뿐만 아니라 쉽게 肺까지 손상시키므로 "차고 냉한 음식을 먹으면 폐를 상한다(形寒飮冷則傷肺)"고 지적하였으며, "음식을 먹을 때, 너무 뜨겁지도 너무 차갑지도 않은 음식을 먹어야 한다(食飮者, 熱無灼灼, 寒無滄滄)"고 하였다.

錢佰之(전백지)는 연구에서 과식하지 말 것을 주장했다. 특히 고열량의 음식물을 과식하면 체중 증가를 야기할 수 있고 혈당과다증, 지방과

다혈증에 쉽게 걸리며 담석증, 담낭염 등을 유발한다고 하였다. 또한 그는 저게 먹고 다양한 반찬(少食多餐)을 먹을 것을 주장하였다. 60~64세 1,400명을 조사한 결과 매일 두 끼를 먹는 사람의 1/2에서 심혈관병이 있었고, 매일 소량으로 다섯 끼를 먹는 사람들은 1/5만이 병이 있었다. 어린이도 반드시 음식을 조절해야 한다. "만약 어린이를 편안하게 하려면 3할은 배고픔과 추위를 지니게 해야 한다"는 속담이 있다. 음식 조절은 반드시 소아기 때부터 시작해야 한다. 동물실험에서도 저녁에 고지방 음식물을 먹은 후 바로 잠을 자는 경우에는 혈액 중의 지방 함량이 급격히 증가하였으나, 아침과 점심의 경우에는 상대적으로 그 영향이 적다는 사실이 발견되었다. 이것은 야간의 고지방 섭취가 혈액 속 지방 함량을 높이고 간의 콜레스테롤 합성을 증가시켜 결국 동맥경화를 조성하게 된다는 것을 의미한다. 그러므로 저녁에 기름진 음식을 과다하게 먹는 것은 좋지 않다.

● 골고루 먹는다.

오장육부에 五穀(오곡)은 영양을 공급하며 五果(오과)는 도와주고, 五畜(오축)은 더해주며, 五菜(오채)는 채워준다*. 음식물의 氣味를 오장에 맞게 섭취하면 精氣를 도울 수 있다. 오곡, 오축, 오채, 오과는 골고루 섞어서 먹는다는 뜻으로 편식하지 않고 음식이 균형이 잡혀 몸에 유익하다. 또한 음식 배합의 3가지 원칙이 있는데, 거친 것과 가공한 것 간의 배합을 중시하되 거친 것을 위주로 하는 원칙, 육류와 야채를 배합하되 야채를 위주로 하는 원칙, 산성 음식과 알칼리성 음식을 배합하되 알칼리성 음식을 위주로 하는 원칙이다.

* 오곡은 쌀, 보리, 조, 콩, 기장이며, 오과는 복숭아, 오얏(자두), 살구, 밤, 대추이며, 오축은 소, 양, 돼지, 개, 닭이며, 오채는 청, 황, 홍, 백, 흑색의 5가지 색상의 채소이다.

음식물은 인체에 필요한 각종 영양성분을 섭취하는 원천이다. 음식물은 단백질, 지방, 탄수화물, 비타민, 무기질, 물 등 6대 영양소의 공급원으로 이들은 합리적인 배합이 중요하다. 이는 "五味에 있어 조화를 귀하게 여기고 편식해서는 안 된다《儒門事親(유문사친)》"는 말과 일치한다. 馮德(마더)은 음식을 골고루 섭취해야 하고 특히 육류, 채소, 곡류 등을 혼식하며 항상 음식의 종류를 다양하게 바꿀 것을 강조하였다. 또한 다른 연구는 인체에 필수적인 요소들은 많은 종류의 식품 속에 미량씩 존재한다고 주장하였다. 예를 들어 동물의 간과 깨양념장, 과일, 무명조개 등의 식품에는 비교적 구리(Cu)가 풍부하다. 아연(Zn)은 우유 속에 비교적 그 함량이 많고 망간(Mn)은 채소에 많다. 그러므로 음식물의 합리적 배합은 신체의 건강을 유지하는 데 매우 중요하다. 많은 양의 소금을 섭취하면 고혈압이 쉽게 발생하고 나아가 심폐의 기능에 영향을 미치게 된다. 이 연구에 따르면 매일 4g 이하의 소금을 섭취하는 사람들 가운데는 고혈압 환자가 거의 없었으나, 매일 25g의 소금을 섭취하는 사람들의 경우는 고혈압 발병률이 최고 40%에 달했다. 한 보고서는 고혈압, 동맥경화, 심근경색, 간경화, 중풍, 신장병의 증가 역시 과다한 소금 섭취와 밀접한 관계가 있다고 주장하였다. 또한 소금이나 짠 음식을 좋아하는 사람은 식도염에 걸릴 가능성이 그렇지 않은 사람보다 12.3배 높았다.

● 淡白하게 먹는다.

담백하게 먹는 것은 자극적인 맛을 피하고 淸淡하게 먹으라는 뜻이다. 음식을 담백하게 먹는 것은 기름기, 소금, 설탕을 적게 먹으라는 의미이다. 이를 위해서는 기름에 튀긴 음식을 줄이고 훈제하거나 소금, 설탕에 절인 음식, 맵고 자극적인 음식을 피해야 한다.

청담한 음식의 섭취는 오랫동안 주장된 음식 건강법 중 하나이다. 미국의 연구와 중국의 100세 이상 된 노인에 대한 조사에서 뚱뚱한 사람이 한 명도 없었는데, 그들은 모두 잡곡과 채소 등의 식물성 식품을 즐겨 먹고 그 음식의 종류가 다양했다. 채소는 살 빼는 효과와 심혈관 질환을 예방, 치료하는 효과가 있고 아울러 항암 작용이 있다고 하였다. 다른 연구도 지방 함량이 높은 음식물을 많이 섭취하면 혈액 중 콜레스테롤, 혈장 지방, 혈장 단백질이 증가해 심혈관 질환의 발병률을 증가시키는 중요한 원인이 된다고 하였다. 그러므로 동물성 기름을 적게 섭취하고 대신에 식물성 기름을 많이 먹는 것이 좋다.

● 따뜻하게 먹는다.

음식은 따뜻하게 먹는 게 건강에 좋다. 여기에는 중요한 의미가 있는데, 첫째는 음식의 온도를 적절하게 유지해야 한다는 말이다. 날 음식, 찬 음식을 많이 먹으면 脾, 胃, 肺의 기운이 상하거나 기침을 하며 심하면 설사를 하게 된다. 특히 체력이 약하고 위장이 약한 사람은 더욱 차가운 음식을 피해야 한다. 물론 지나치게 뜨거운 물이나 음식도 피해야 한다. 둘째로는 음식의 성질을 적절히 활용해야 하는데, 음식도 차고 서늘하며 덥고 뜨거운 성질이 있어 이것을 구분하여 먹어야 한다. "차가운 약재나 음식을 쓸 때는 추운 계절을 멀리하고 따뜻한 약재나 음식을 쓸 때는 더운 기후를 멀리해야 한다(用寒遠寒, 用涼遠涼, 用熱遠熱, 食宜同法)"는 원칙이 있다. 차갑고 서늘한 약재를 쓸 때는 차갑고 서늘한 계절을 피해야 하고 따뜻하고 뜨거운 약재를 쓸 때는 따뜻하고 뜨거운 계절을 피해야 하듯이 음식도 마찬가지이다. 음식마다 몸에서 차게, 덥게 작용하는 성질이 있어 몸을 덥고 따뜻하게 하는 음식을 먹으면 좋다.

● 사람(체질), 계절에 따라 다르게 먹는다.

사람

한의학과 중의학에서는 음식을 개인의 특성에 맞게 선택할 것을 강조하여 음식을 개인의 체질 및 생활습관에 따라 선택해야 한다고 깊이 인식하고 있다. 체질의 차고 더움(寒熱)에 따라 음식도 찬 것과 더운 것을 가려먹거나 차거나 따뜻하게 조절하여 먹어야 몸에 유익하다. 체질적으로 차면 열이 있는 음식을 먹어야 하고, 체질적으로 열이 있으면 매운 음식, 담배, 술 등의 열이 있는 것을 삼가야 한다. 음식마다 나름대로 각각의 속성과 영양분을 갖고 있다. 채소 중의 파, 부추, 마늘, 고추 등은 辛溫한 성질이 있어 脾胃가 虛寒한 경우에 조금씩 먹으면 양기를 통하게 해서 위를 튼튼히 하는(通陽健胃) 작용을 하지만, 음기가 허하여 양기가 항진(陰虛陽亢)한 체질인 경우에 많이 먹으면 痰을 만들어 火기운을 움직이게(生痰하여 動火) 한다. 체질이 찬 사람은 반드시 열성의 음식을 섭취하고 냉성의 음식물은 피해야한다. 또 체질이 더운 사람은 매운 것과 열성 음식을 피해야 한다. 파, 부추, 마늘 등은 맵고 열성인 채소이다.

제철 음식

일년 4계절에는 기온의 변화가 있는데, 음식을 섭취할 때 기후를 잘 고려해야 한다. 음식은 인체가 외부 환경과 연결하는 형식의 하나이므로 음식도 사계절의 기후가 바뀌는 상태에 따라 제때 바꾸어야 한다. 《周禮(주례)》에서는 "봄철의 음식들은 신맛이 많고, 여름철은 쓴맛이 많으며, 가을철은 매운맛이 많고, 겨울철은 짠맛이 많은데, 여기에 모두 대추, 밤, 엿, 꿀 등 달콤한 것으로 맛을 부드럽게 해서 몸에 손상을 미치지 않도록 조절하여 준다(凡和春多酸, 夏多苦, 秋多辛, 冬

多鹹, 調以滑甘)”고 하였다.

기후는 인체 건강과 상당히 밀접한 관계가 있다. 天人相應이론에 근거하여 자연계의 규율에 순응하여 사계절의 음식을 조절해야 한다. 봄에는 비타민 B를 많이 함유한 음식물과 신선한 채소를 많이 먹어야 한다. 영양학에서는 비타민 B가 부족하고 음식을 과량 섭취하는 것이 춘곤증의 원인 중 하나라 인식하고 있다. 평상시에 황록색의 채소를 먹고 한랭하거나 기름진 식품을 적게 먹으면 비장(소화기)이 손상되는 것을 피할 수 있다. 여름철에는 달거나 신 음식과 청염하고 수분이 많은 음식을 먹어야 하고, 매운맛이나 燥熱(조열)한 식품은 피해 陰(음)을 상하지 않도록 해야 한다. 또한 찬 음식물의 과잉 섭취로 인해 脾胃(소화기)를 상하지 않도록 주의해야 한다. 찬 것이 위장을 손상시키는 것을 막으려면 불결한 음식물을 먹지 말아야 하며, 위장병을 예방하려면 반드시 따뜻한 음식을 먹고 마늘을 많이 먹어야 한다. 가을은 매우 건조하므로 반드시 참깨, 찹쌀, 멥쌀, 꿀, 유제품 등 부드럽고 수분이 많은 음식물을 먹어야 한다. 노인은 아침에 일어나서 죽을 먹는 것이 좋다. 겨울철에는 지방류 식품을 증가시키는 것이 좋으므로 고기, 목이버섯 등의 음식물을 먹어야 한다. 또한 황록색 채소를 섭취하여 비타민 A, 비타민 B, 비타민 C 결핍증이 발생하지 않도록 해야 한다.

● 음식의 합리적인 배합이 중요하다.

한의학과 중의학에서는 각종 음식을 합리적으로 배합하여 섭취하는 것이 중요시 한다. 《황제내경》에서는 “五味를 잘 조화시키면 뼈가 튼튼하고 근육이 부드러워지며 氣血이 잘 흐르므로 피부가 치밀해진다(謹和五味, 骨正筋柔, 氣血以流, 腠理以密)”고 하여 주식과 부식을 다양하게 배합하여 고루 섭취하는 것의 중요성을 강조하였다. "五味"는 여러 가지 음식을 통틀어 말하는 것이고 아울러 각종 음식이 지니고 있는 맛을 의미하기도 하므로 "和五味"는 곧 두 가지 내용을 포함한다. 하나는 여러 가지 음식의 배합을 뜻하는 것으로, 곧 五穀, 五畜, 五菜, 五果 등이다. 또하나는 음식의 맛을 알맞게 조절하는 것으로, 곧 辛, 甘, 酸, 苦, 鹹의 조화이다. 五味는 어느 한쪽으로 치우쳐서도 지나쳐서도 안 된다. "五味"가 조화롭게 어우러져야 五臟이나 氣血 등에 좋은 영향을 미치고 질병치료에도 좋다.

● 식사시간과 식사량을 지킨다.

식사는 항상 시간에 맞추어 먹고 식사량도 일정하게 하는 것이 중요하다. 《황제내경》에서는 "먹고 마심에 절제함이 있고 먹고 마심에 때가 있다(飮食有節, 飮食以時)"라고 강조하였고, "두 배로 먹고 마시면 위와 장이 상한다(飮食自倍, 腸胃乃傷)"라고 밝혔으며, "열매와 고기, 채소를 먹어서 치료할 수 있으나 과하게 먹으면 정기를 상하게 된다(果肉果菜, 食養盡之, 無使過之, 傷其正也)"고 하였는데, 이는 모두 제때 알맞게 식사를 하는 것의 중요성을 강조한 내용이다. 음식을 규칙적으로 개인의 체질에 따라 일상생활을 합리적으로 계획하여 먹고, 식사시간을 가장 알맞게 조절하여 섭취한 열량과 여러 가지 영양분이 인체에 공급되어 생리 활동에 가장 효율적으로 활용되면 인체의 성장과 발육을 촉진할 뿐만 아니라 건강을 유지하여 일의 능률을 높이는 효과까지 얻게 된다.

우리는 매일 식사를 세 끼씩 하게 되는데, 식사의 간격이 대체로 5~6시간이 된다. 그러면 혼합된 음식을 섭취하는 경우 위에서 머무르는 시간이 약 4~5시간이므로 소화기관이 음식을 충분히 소화시키고 흡수한 뒤 일정한 시간 동안 쉴 수 있어 위장의 기능을 회복시키는 데도 도움이 된다. 따라서 하루에 세 끼를 먹고 끼니마다 5~6시간 정도 간격을 두는 것은 소화기의 생리 기능에 맞춘 합리적인 식사 방법이라 할 수 있다.

하루 동안 먹는 식사량은 끼니마다 일정한 비율로 해야 하는데, 아침은 하루 식사량에서 섭취하는 총칼로리의 30~35%, 점심은 약 40% 정도, 저녁은 25~30%를 차지하도록 배분하는 것이 좋다. 이와 같은 배식 방법은 인체의 생리 상태와 활동에 필요한 칼로리의 양에 따라 정한 것이다. 아침에는 일어난 지 얼마 안 되어 식욕이 별로 없는 상태이지만 하루 일과에 필요한 칼로리를 제공하기 위해 적은 양의 고열량식을 선택한다. 점심에는 이미 하루 일과를 시작하여 어느 정도의 에너지 소모가 있기 때문에 칼로리를 계속 보충해야 하는 한편 오후의 활동에 대비해 에너지 공급까지 해야 하므로 칼로리를 가장 많이 섭취해야 하며 단백질과 지방질이 풍부한 음식을 선택한다. 저녁에는 저칼로리식이 적합하므로 당분이 적게 함유된 음식이나 야채 또는 소화시키기 쉬운 음식을 택한다. 특히 예로부터 저녁은 적게 먹는 것이 건강에 유익하다고 강조하였다. 예를 들면 "저녁식사는 많이 먹어서는 안 된다(晚餐不可多食)", "저녁을 적게 한 입만 먹으면 99세까지 살 수 있다(晚飯少一口, 活到九十九)"고 하였다.

최근 연구에 따르면 좋은 음식습관은 정상적인 소화 기능과 신체 건강을 유지하는 데 커다란 의의가 있다. 즉 (1) 식사 시에는 국이나 물을 지나치게 많이 마시지 않음으로써 위액과 소화효소가 희석되지 않도록 한다. (2) 적은 양을 자주 먹고 군것질을 삼가는 습관을 유지한다. (3) 식사와 식사 사이에는 적당하게 휴식한다. 휴식 시에는 의도적으로 늙고 항상 항문을 수축시키는 동작을 함으로써 장의 연동작용을 개선하여 배변을 이롭게 한다. (4) 신선한 과일을 많이 먹어야 한다. 왜냐하면 인류의 조상이 과일을 주식으로 삼았으므로 인류는 본질적으로 채식가

이기 때문이다. (5) 식사 시에는 꼭꼭 씹어서 천천히 삼켜야 한다. 급하게 삼키거나 말하는 것을 삼감으로써 혈액이 대뇌로 향하여 소화기관에 혈액 공급이 약화되어 소화 기능에 영향을 미치는 것을 막아야 한다. (6) 우유를 마실 때는 천천히 한 모금씩 마셔야 소화, 흡수가 순조롭다. (7) 만약 평소에 단백질 식품을 과다하게 섭취한다면 호두, 해바라기씨, 참깨로 바꾸어 먹음으로써 단백질의 평형과 수요를 유지한다. (8) 육류를 과량 섭취하였을 때는 (사과)식초를 약간 마시면 소화를 도울 수 있다. (9) 지나치게 뜨거운 음료를 마시지 말아야 하며, 진한 커피 및 차, 맛이 강한 음료는 줄이는 것이 좋다. (10) 약은 남용하면 안 된다. 부작용이 있기 때문이다.

● 올바른 음식 섭취 방법을 지킨다.

음식을 바르게 씹는 일은 음식의 섭취 및 소화에 중요하다. 식사 시에 꼭꼭 씹어 천천히 삼키면 타액이 다량으로 분비되어 타액 속의 디아스타제(diastase)가 음식물의 소화를 돕고 균을 죽여 해독 작용을 한다. 입속의 타액과 음식물을 충분히 혼합시키고 잘게 씹어 충분히 분쇄하는 것은 모두 위의 부담을 경감시키고 소화와 흡수를 촉진할 수 있다.

음식은 반드시 따뜻하게 먹어야 한다. 지나치게 차거나 지나치게 뜨거워서는 안 된다. 음식이 너무 차거나 뜨거우면 위를 손상시키고 심하면 질병을 야기하게 된다. 위는 따뜻한 것을 좋아하고 찬 것을 싫어한다. 그러므로 체질이 허약하고 위가 찬(冷) 사람, 아동 및 노인은 특별히 신중해야 한다. 음식은 너무 뜨거워서도 안 되는데 음식이 뜨거우면 도리어 식도와 위가 손상된다. 연구에 따르면 일부 지역에서 식도암의 발병률이 비교적 높은 것은 그곳의 주민들이 뜨겁게 끓인 물과 뜨거운 죽을 좋아하는 것과 관계가 있다고 한다. 뜨거운 음식은 위를 손상시키고 찬 음식은 폐를 손상시킨다.

또한 안정되고 유쾌한 정서는 위의 소화에 도움이 된다. 그러므로 식전과 식사 중에 유쾌한 정서를 유지하는 것은 인체의 건강에 중요한 의의를 가진다. 그리고 식후의 안마와 백보 걷기를 강조한다. 그러나 배불리 먹은 후에 급히 걸어서는 안 된다고 한다. 이외에도 식사를 마친 후 바로 독서, 잡담, 달리기, 등산, 노동 등의 각종 활동을 하는 것을 피해야 한다. 또한 식후에는 분노, 우울, 고민, 슬픔, 공포 등과 같은 각종의 정신적 자극과 감정 변화도 피해야 한다. 이외에도 구강 및 치아를 청결하게 유지해야 한다.

● 음식 위생을 철저히 한다.

옛부터 병은 입을 따라 들어온다(病從口入)고 했는데, 이는 음식의 청결 및 위생을 강조한 것이다. 깨끗하지 못한 음식을 먹는 경우 질병을 일으켜 건강을 해친다고 인식한 것이다. 음식을 청결하게 먹으려면 우선 깨끗이 씻거나 끓여서 먹는 것 외에 부패하고 변하였거나 오염된 식품을 먹지 않아야 한다.

● 음식 금기사항을 지킨다.

五味의 과다 섭취

五味는 辛, 酸, 苦, 甘, 鹹味를 말한다. 매운맛의 특징은 能行, 能散의 작용이다. 매운맛를 적절히 먹으면 血脈을 소통시키고 식욕을 증진시킨다. 파, 생강, 고추를 적절한 양으로 다려서 복용하여 몸을 따뜻하게 하고 추위를 몰아내어 가벼운 감기를 고치기도 한다. 신맛은

生津, 止渴의 작용이 있다. 적당하게 신맛을 섭취하면 식욕이 생기고 느끼한 것을 감소시킨다. 병을 앓고 난 후 입맛이 없을 때 신맛이 나는 과일 절임을 조금씩 먹으면 좋다. 그러나 지나치게 먹는 것은 몸에 좋지 않다. 신맛은 많이 먹으면 치아를 약하게 하고, 전신을 무력하게 하며, 요통을 유발한다. 쓴맛도 지나치게 먹으면 좋지 않다. 쓴맛은 위에 좋지 않아 지나치게 섭취하면 위가 손상될 수 있다. 《황제내경》에는 "쓴맛은 뼈로 가는데 많이 먹으면 사람이 구토하게 하고, 쓴맛은 血로 가는데 血病에는 쓴맛을 많이 먹으면 안 된다(苦走骨, 多食之, 令人變嘔, 苦走血, 血病無多食苦)"라는 기록이 있다.

우리가 섭취하는 대부분의 음식물은 단맛이 있어 적절하게 섭취하면 몸에 유익하다. 옛 사람은 이르기를 "음식을 알맞게 먹는 것을 알지 못하는 자는 생존하기에 부족한 자다(不知食宜者, 不足幾以生存)"라고 하였다. 만약 단맛을 과다 섭취하면 不安하게 된다. 사탕을 많이 먹으면 위가 해를 입고, 痰이 생기며, 치아가 손상된다. 연구에 의하면 만성 인후염이나 만성 편도선을 앓는 환자가 사탕을 많이 먹으면 목이 매우 불쾌하게 된다고 한다. 또 어린이가 사탕을 즐겨 먹으면 입 안이 온통 세균이 번식하면서 산성 물질이 생성되어 충치가 많이 생긴다. 《황제내경》에서는 "살찐 자는 속에 열이 있고, 단것을 많이 먹는 자는 배가 그득한 병이 생기는데, 소화기(비기)가 위로 넘쳐서 소갈이 되기 때문이다(肥者, 令人內熱, 甘者, 令人中滿. 故脾氣上溢, 轉爲消渴)"라고 하였는데, 달고 기름기가 있는 음식물을 많이 먹는 사람은 당뇨병(소갈)에 걸리기 쉽다.

짠맛의 대표적인 식품은 소금이다. 인체에 소금은 필수적이지만 지나치게 섭취하면 오히려 해가 된다. 《千金要方》에서는 "짠맛은 근육을 상하게 하는데, 짠맛을 많이 먹으면 근육과 혈맥이 상한다(鹹則傷筋, 多食鹹則筋脈傷)"라고 하였다. 짠맛은 부드럽게 하는 작용이 있는

데, 많이 먹으면 뼈와 근육이 손상된다. 짠맛을 즐겨 먹는 지역에서 고혈압의 발병률이 높다.

기름진 음식의 과다 섭취

《醫學心悟(의학심오)》에 이르기를 "기름진 음식을 즐기지 않고 담백한 음식을 먹는 것이 으뜸이다(莫嗜膏粱, 淡食爲最)"라고 하였는데, 야채류를 주로 먹고, 고기와 채소를 알맞게 배합하여 섭취하는 것은 건강과 장수의 비결이기도 하다. 《呂氏春秋(여씨춘추)》에서는 "기름진 음식을 먹어서는 안 된다. 기름진 음식을 많이 먹으면 위가 그득한 병에 걸린다(凡食無强厚味, 味衆珍則胃充, 胃充則中大鞔)"고 하였다. 늘 여러 가지 기름기 음식만 먹으면 위가 그득하고 답답하여 음식물이 잘 소화되지 않는다.

음식의 배합이 중요하다.

토끼고기는 생강이나 귤껍질과 서로 맞지 않고, 꿩고기는 목이버섯이나 표고버섯과 서로 맞지 않으며, 오리는 목이버섯과 서로 맞지 않는다. 참새고기는 된장과 서로 맞지 않으며, 새우는 돼지고기나 닭고기와 서로 맞지 않고, 기장쌀은 꿀이나 쇠고기와 서로 맞지 않는다. 부추는 꿀이나 쇠고기와 서로 맞지 않고, 백화채는 돼지의 염통이나 허파와 서로 맞지 않으며, 붕어는 마늘이나 설탕과 서로 맞지 않는다. 또한 양고기는 콩국과 서로 맞지 않으며, 닭고기는 날파나 찹쌀과 서로 맞지 않고, 자라고기는 비름과 서로 맞지 않으며, 대추는 파나 물고기와 서로 맞지 않고, 날파는 개고기와 서로 맞지 않다. 이외에도 음식물 배합에 관한 금기가 밝혀지면서 감은 고구마와 같이 먹으면 건강에 해롭다는 사실도 알려졌다. 이는 고구마에 당분이 많이 함유되어 있어 위에 들어가면 위산(胃酸)이 많이 생기는데, 위산이 감 속에 들어 있는 탄닌이나 펙틴 등과 결합하면 응결되어 결석을 만들기 때문이다.

3

물 건강관리법

물(水)은 영양소 중의 하나로 체중의 60%를 차지하고 인체 내에서 가장 중요한 물질이다. 지질, 단백질 등 영양물질은 절반이 없어져도 생명을 유지할 수 있지만 체내 수분은 10%만 없어져도 생명이 위험하다. 몸은 반드시 수분의 배출량과 섭취량이 균형을 이루어야 생명을 유지할 수 있다. 이처럼 물의 인체 내 영향이 크지만 대부분의 사람들은 물의 섭취를 통한 건강 유지나 질병 예방 등에 관심이 적은 편이다. 그 이유 중 하나는 물의 인체 내 영향, 의학적 작용 등이 밝혀지지 않은 탓도 있다. 물은 단순히 H_2O(수소 2분자, 산소 1분자)가 아니고 인간의 수명 유지와 건강 증진, 유지에 필수적이다. 충분한 수분 섭취와 깨끗한 수질의 물을 섭취하는 것은 매우 중요하다.

1) 인체에 미치는 영향

● 유전자, 단백질, 호르몬 작용 등에 영향을 미친다.

　물은 많은 심각한 질병의 주요 원인이며 생명을 주고 유지하는 건강의 원천이다. 물은 영양소이고 인체의 모든 생리학적 기능에서 실제로 지배적인 물질대사 역할을 맡고 있다. 사람은 물이 없이 4일을 못 넘긴다. 최근 연구에 의하면 물은 유전자의 기능을 변화시키거나, 단백질의 구조를 변화시키거나, 노화를 방지하는 등의 다양한 작용과 기능이 밝혀지고 있다. 특히 만성 탈수는 장수 유전자인 클로토(klotho)* 유전자를 작동하지 않게 한다. 이 유전자가 작동하지 않는 쥐는 정상 쥐의 4분의 1도 못 살았다. 반대로 이 유전자의 수를 증가시키면 수명이 늘어났다. 이러한 결과를 근거로 미국 과학자들은 생수 자주 마시기를 최고의 건강 파수꾼으로 선정했다. 수분을 바로 채워야 문제가 안 생긴다. 탈수가 1.5%이면 두뇌 인지 능력이 감소하고, 2%이면 운동 능력이 하락하며, 6%이면 두통과 현기증이 발생하고, 10%이면 고열과 졸도로 생명이 위험하다. 탈수에 열까지 더해지면 사망할 수 있다.

* 클로토(klotho)는 노화를 조절하고 수명을 연장시키는 것과 큰 관련이 있다. 연구에 따르면 이 유전자의 활동을 활발하게 하자 평균수명이 2년인 쥐가 2.4~2.6년 동안 생존하여 수명이 20~30%로 연장되는 것으로 나타났다.

　물이 몸 밖으로 나간 만큼 혈액은 더 진해진다. 세포는 혈액 삼투압이 높아져 쪼그라들고 동시에 세포 속의 단백질, 호르몬, 효소도 쪼그라든다. 인체의 삼투압이 변하면 안 되는 이유이다. 혈액 삼투압은 정상의 20% 내외에서 유지되는데, 이 조절 범위를 벗어나면 생명이 위험해진다. 탈수된 세포에서는 물의 에너지 생성 특성이 상실된다. 탈수는 수많은 단백질, 효소, 호르몬의 효율성을 감소시킨다. 물을 하루 2ℓ 마시는 사람이 3일간 1ℓ만 마시면 무슨 일이 생길까? 우선 몸무게가 2% 감소한다. 수분이 줄어들기 때문이다. 동시에 혈액 삼투압이 3% 높아진다. 비소프레신 호르몬이 급격히 분비되어 몸이 탈수 상태임을 알린다. 소변량이 반으로 줄어든다. 일시적인 탈수는 물만 보충하면 다시 정상으로 회복된다. 문제는 만성 탈수이다. 세포가 약해지고 수명이 줄어든다. 특히 노인이 문제인데 갈증이 생기고 감각이 떨어지며 신장이 약해지기 때문이다.

● 수명을 상당히 늘린다.

그동안 인간은 오물과 분변으로 물이 오염되어 생기는 수인성 질병(분변성 질병)인 콜레라, 설사 등으로 고통 받거나 일찍 사망하였다. 실은 지금도 15초마다 어린이 1명이 설사병으로 사망한다. 이 중 90%가 분변으로 오염된 음식이나 물 때문에 죽는다. 지난 10년간 이 질병으로 사망한 어린이의 수는 제2차 세계대전 이후 무력분쟁으로 사망한 사람보다 많다. 특히 상수도와 하수도의 분리 등 현대 위생시설 덕에 깨끗한 물을 먹게 된 현대인들의 평균수명은 무려 20년이 늘어났다. 그동안의 많은 연구에 의하면 인간의 수명을 크게 늘린 요소는 의학보다는 영양, 식품과 물의 위생으로 알려지고 있다. 물을 단순히 물로만 보면 절대로 안 된다.

2) 물과 건강

'깨끗한 물은 생명이다'처럼 물과 건강, 질병은 큰 관련이 있다. 물이 조금 부족하면 일반적으로 피곤한 느낌, 얼굴이 상기된 느낌, 짜증스런 느낌, 초조함, 나른함, 우울한 기분, 불면, 머리가 무거운 느낌, 억제할 수 없는 갈망, 두려움 등이 감지된다. 더 부족하면 천식, 알레르기, 고혈압, 2형 당뇨, 변비, 자가면역 질환 등이 악화, 진행된다. 더 심해지면 흉통, 소화불량과 통증, 협심통, 요통,

강직성 척추염, 편두통, 대장염 및 통증, 섬유근종, 대식증, 입덧, 신생아 기형, 영아 돌연사 증후군 등이 발생하는데, 특히 통증 관련 질병이나 증상이 악화된다.

물 부족이 장기간 지속되면 비만, 트리글리세리드(tryglyceride) 상승, 혈전증, 심부전, 소아 당뇨, 다발성 경화증, 근육퇴행위축, 피부경화증, 우울증, 안구건조증 및 따가운 증상, 열감, 신장결석, LDH 상승, 콜레스테롤 플라그 형성, 골다공증, 뇌졸중의 반복재발, 치매(알츠하이머), 루게릭병, 암, 만성 피로 증후군, 통풍 등이 발생하거나 악화된다. 만성 탈수 상태에서 노인의 사망률은 40% 높아진다. 몸의 물 부족인 탈수는 이처럼 원인 불명인 다양한 질병의 발생 및 진행과 관련이 있다. 수분의 손실은 생명체 내부 및 외부 구조에 변화를 가져온다. 탈수는 건강 문제의 근원이고 물은 건강, 치유, 생명에 중요한 요소이다.

3) 물의 종류

물은 생명을 유지하는 중요한 물질 중 하나이므로 물이 없으면 인간은 생존할 수 없다. 건강한 성인은 가령 한 달 동안 음식을 먹지 않고 물만 마셔도 생명을 유지할 수 있지만 물을 한 방울도 마시지 않으면 쉽게 사망한다. 통상적으로 사람들은 "물"은 물일 뿐 어떤 영양분도 함유하지 않은 것으로 생각하고 단지 갈증 해소를 위한 것이라고 여긴다. 그러나 절대 그렇지 않다. 물에는 여러 종류의 유기물질이 함유되어 있고 그 성분 역시 매우 복잡하다.

물을 마실 때에는 인체가 필요로 하는 양을 적당하게 마시는 것 외에도 물의 선택 역시 주의해야 한다. 물에 함유된 염소, 요오드, 불소, 알루미늄, 철, 동, 비소, 황산염 성분의 많고 적음은 인체의 건강에 중요한 영향을 미친다. 예를 들면 요오드의 함량이 지나치게 낮은 물을 장기간 마시면 갑상선종대라는 큰 병이 나타날 수 있을 뿐만 아니라 심혈관계통의 생리 기능에 유해하다. 그러므로 적절한 물의 선택 역시 질병을 예방하고 건강을 유지하는 데 무시할 수 없는 중요한 요인이다. 인간에게 충분한 수량과 깨끗한 수질은 생명을 유지하는 데 필수조건이다. 물속에는 2,000여 종의 몸에 해로운 오염물질이 들어있지만 또한 건강에 이로운 다양한 유기 및 무기물질이 포함되어 있다. 충분한 물을 섭취하는 것도 중요하지만 수질이 좋은 물을 먹는 것은 더욱 중요하다. 물의 특성상 토양 성분이나 주변 조건에 따라 물의 주요 성분이 크게 다르기 때문이다.

동의보감에서는 물을 31종으로 분류하여 물에 따라 인체 내 기능이나 작용에 차이가 있다고 했다. 그 31종은 臘雪水, 春雨水, 秋露水, 冬霜水, 雹水, 夏氷水, 方諸水, 梅雨水, 半天河水, 屋霤水, 茅屋漏水, 玉井水, 碧海水, 千里水, 甘爛水, 逆流水, 順流水, 急流水, 溫泉, 冷泉, 漿水, 地漿, 潦水, 生熟湯, 熱湯, 麻沸湯, 繰絲湯, 甌氣水, 銅器上汗, 炊湯, 六天氣이다.

4) 올바른 물 마시기

하루 평균 2.5~3ℓ를 마신다.

하루 중 몸 밖으로 나가는 수분은 2.5~3ℓ이고 이 중 60%는 소변, 40%는 호흡(날숨)으로 나간다. 나가는 만큼의 물을 보충해야 하는데 보통 80%는 물로, 20%는 음식으로 한다.

필요량이 사람마다 다르다.

사람마다 체중, 운동량, 식사의 국물 양, 몸의 대사량 등에 따라 몸에서 필요로 하는 물의 양이 다르다.

적정한 물 섭취는 자신의 소변 색으로 판단한다.

현재 내 몸의 탈수 상태를 정확하게 알려주는 게 소변 색이다. 투명, 무색이면 물을 너무 많이 마시는 것이며, 옅은 노란색이 정상이다. 당연히 약물이나 비타민제 복용으로 생기는 소변 색은 별도이다.

가능한 자연 그대로의 생수를 바꿔가면서 마신다.

수돗물이나 검사된 약수를 마셔도 되지만 생수를 마시는 게 좋다. 인공 처리되지 않은 깨끗한 물이 훨씬 더 좋다. 그리고 가능한 자연 그대로의 생수를 바꿔가면서 마신다. 물속의 성분이 생수마다 다르기 때문이다. 음식도 편식이 안 좋듯이 물도 같은 물을 오랫동안 마시는 것은 몸에서 보면 심각한 편식이다. 아니 편식이 아니고 편수(偏水)이다.

미리 마신다.

보통은 운동 후나 목이 마르면 물을 마시는데 이것은 올바르지 않다. 물은 규칙적으로 마시면 더 좋다. 탈수된 세포에서는 물의 여러 에너지 생성 특성이 상실되기 때문에 탈수되기 전에 미리 마셔야 한다. 탈수는 인간 건강 문제의 근원이고 다양한 유전자, 수많은 단백질과 효소의 효율성을 감소시킨다. 물은 생명을 주고 유지하는 기능이 있어 피로 회복 음료이고 약품이다. 동시에 물은 영양소이고 인체의 모든 생리적 기능에서 지배적인 물질대사를 한다. 따라서 물은 생명이자 최고의 건강 영향요소이다.

4

자연섭리에 따르는 건강관리법

하루, 1년 단위 등 자연계의 주기 변화가 생명체에 큰 영향을 미친다. 의학 및 자연과학의 연구를 결합하여 생명의 기원, 주기 변화의 원리와 과학적인 건강관리법이 소개되었으며, 아울러 인류의 장수 가능성에 대하여 의미 있는 많은 연구가 진행되고 있다. 예를 들어 簡文政(간문정)은 특히 춘하추동의 계절 변화에 따른 건강관리 이론을 근거로 삼아 사계절 주기 변화의 네 방면, 즉 사계절의 시간·공간적 변화, 사계절의 생명운동 규칙, 인간의 자고 깨는 시간 등을 비롯한 육체와 정신의 사계절 활동 규칙, 사계절의 주기적 변화를 거역하거나 위반함으로써 발생되는 질병을 제시하였다. 그는 사계절의 자고 깨는 시간, 육체, 정신과 의지 등의 주기 변화가 바로 春氣, 夏氣, 秋氣, 冬氣의 변화에 따른 결과라고 주장하였다.

하루, 사계절의 주기 변화에 순응한다면 사람은 건강하고 자연스럽게 생로병사 할 수 있다. 그렇지 않고 주기 변화에 역행한다면 체내의 시간생물학적 주기 변화가 혼란스러워져 질병이 발생하거나 빨리 늙고 요절할 수도 있다. 따라서 하루, 사계절의 주기 변화에 순응해 자고 깨는 시간은 매우 중요하다.

1) 인체에 미치는 영향

(1) 적절한 신체 활동(노동, 일 포함)은 건강에 유익하다

인간 생활의 제1 기본조건으로 생산 활동, 신체 활동이 생활에서 필요하고 동시에 이는 인간의 건강 유지와 질병 예방에 필수적이다. 적절한 육체 활동과 휴식(動과 靜)은 상대적으로 일이 있으면 반드시 휴식이 필요하고 긴장이 있으면 반드시 이완이 필요하다는 것이다. 일만 있고 휴식이 없으면 장차 체력이 소모되어 마치 활을 당기기만 하고 놓지 않아 활의 줄이 끊어지는 상황과 같게 된다. 이처럼 인체도 일만 하고 휴식이 없으면 인체는 氣血이 울체되고 기능이 저하된다. 적절한 일과 휴식 등의 규칙적인 생활은 건강 유지에 중요한 요소이다.

● 체력 증강에 유익하다.
신체 활동은 氣血을 소통시키고 조화시키며 오장육부를 기르고 근골격계를 강화하며 관절운동을 원활하게 한다. "움직이면 쇠하지 않고 사용하면 퇴보하지 않는다(動則不衰 用則不退)"고 했다. 예를 들어 오래 앉아 있거나 누워 있고 과도하게 움직이지 않으면 氣血의 운행이 느려지고 경락이 저체되며 기의 운행이 이완되어 인체의 정상 기능이나 활력이 쇠하고 항병 능력이 저하되어 질병이 발생하거나 병 후 회복이 느려진다. 또한 노화가 촉진되거나 혈액순환과 심장 박출량이 감소되고, 호흡 빈도나 심도가 약해지며, 위장의 평활 기능이 약해지고, 근육과 관절의 강직이 심해지거나 동작이 느려지며, 골다공증 등이 생긴다.

● 정신 활동에도 좋다.

신체 활동은 움직여 땀을 흘리는 육체 활동이지만 사람의 마음을 유쾌하게 하고 정신을 맑게 하며 깊은 생활 정취를 느끼게 한다. 동시에 혈액순환을 촉진하여 마음과 뇌를 유지하고 전신의 순환기 기능과 신진대사를 높여 사람의 사유를 민첩하게 하고 반응을 영활하게 하며 정신을 왕성하게 한다. 이외에도 신체 활동 과정에서 사람들로 하여금 모험하게 하고 지견을 증가시키며 경험을 쌓게 하고 인식을 깊게 하며 자연 규율을 파악하게 하여 지혜를 증가시킨다. 노동을 하면 체력과 정신을 동시에 단련해서 사람의 체질을 개선한다. 또한 의지를 강하게 하여 하는 일에 대해 진취적 심정을 충만하게 하며 생활에 대해서도 희망을 충만하게 한다. 이에 따라 신체의 건강뿐 아니라 정신이나 지혜에 도움을 주어 心身의 건강을 촉진하게 된다.

● 노화를 지연시키고 질병을 예방한다.

'흐르는 물은 썩지 않는다'고 한다. 육체 활동은 의학적으로 볼 때 經脈을 통하게 하고 氣血을 조절하며 臟腑를 기르고 근육과 뼈를 강하게 하는 효과가 있어 신체를 강화하고 정신 활동에도 도움이 되지만 인체 생리 기능의 쇠퇴를 방지하여 노화 과정을 지연시켜 인간의 건강과 장수를 촉진한다. 평균수명이 연장됨에 따라 개인의 장기조직 모두에서 노화가 발생한다. 그러나 노화의 속도, 과정은 각 개인의 육체 활동(動) 및 적절함(用)과 밀접하게 관련되어 있다. 평상시 체력 유지 노력은 관상동맥의 혈액 이동량을 증가시켜 심장근육의 영양과 신진대사를 개선한다. 또한 근육의 탄력성과 강도를 증가시켜 변화에 잘 대비할 수 있는 충분한 힘을 갖게 된다. 고령이라도 건강한 체력과 정신은 노인병을 예방하고 노화 과정을 지연시켜 건강한 장수를 이루게 한다.

(2) 과도한 신체 활동은 몸을 상하게 한다

● 精氣를 상하게 한다.

과도하게 노동하면 기를 소모(勞則氣耗)하는데 육체 활동은 신체를 부단히 움직여야 하고 근육과 뼈, 인대를 쉬지 않고 급하게 펴야 하기 때문에 精氣를 소모하게 된다. 마땅히 육체 활동이 어느 정도에 도달하면 적당한 휴식과 영양 보충을 통해 피로를 해소해야 한다. 육체 활동은 氣血을 소통시키고 신진대사를 더 강화해서 신체의 생명 활동을 회복시킨다. 그러나 휴식 없이 신체 활동을 장기간 지속하면 精氣가 과도하게 소모되어 정상적으로 복원되기가 어려워진다. 또한 이러한 상황이 반복되면 精氣가 날로 소모되어 없어져서 인체가 결국 쇠약해진다.

● 신체를 손상시킨다.

인체는 강하고 약할 수도 있고 체력이 많고 적을 수도 있다. 신체 활동 시 강력하게 힘을 쓸 경우에 더 강하게 할 수 없으면 지속적으로 신체 활동을 할 수 없다. 과도하고 강력한 신체 활동은 가볍게는 근육과 뼈를 손상시켜 허리, 등에 산통이 생기고 무릎이 연약해지며 팔이 피로해진다. 심하면 몸 안의 五臟이 손상되고 신체가 허약해진다.

(3) 너무 활동하지 않으면 육체와 정신이 쇠약해지거나 병이 생긴다

● 氣血이 울체된다.

과도하게 움직이지 않으면 臟腑, 精血이 손상되고 신체의 질병 저항 능력이 쇠약해져 질병이 발생한다. 움직이는 것(動)은 氣血 흐름과 臟腑 기능을 촉진하는 조건 중 하나이다. 장기간 너무 움직이지 않으면 氣血 흐름에 영향을 주어 氣血이 울체되고 臟腑 조직이 기능을 잃어 팔다리와 몸통이 아래로 처지고 많은 병증이 발생한다. 또한 氣血 운행에 영향을 미치는데 "오래 누워 있으면 氣를 상하고 오래 앉아 있으면 肉을 상하는데 氣血이 화평하지 않아 모든 질병이 생긴다(久臥傷氣, 久坐傷肉, 氣血不和, 百病及變化而生)"고 하였다. 한의학과 중의학에서는 과도한 게으름이나 과도한 활동 모두 인체의 건강에 위해하다고 인식한다.

● 정신, 의식이 약해지고 우울해진다.

적절한 신체 활동은 정신을 흥분시키지만 과도한 게으름은 의지를 소진하게 한다. 장기간 과도하게 안일하거나 하루 종일 일 없이 지내면 정신에 의탁할 곳이 없어 생활 정취나 투지를 잃어버린다. 적극적이고 진취적인 마음의 태도를 잃어버리거나 정상적인 희로애락이 있지 않으면 생각이 민첩하지 못하고 반응도 영활하지 않으며, 결국 정신이 위태로워지고 의지가 소진되어 정신생활이 피폐해진다.

2) 하루 건강법*

(1) 의의

건강한 하루 생활을 말하는 것으로 아침에 일어나서 저녁에 잠들 때까지 하루를 어떻게 생활해야 하는가

* 매일 건강법, 24시간 건강법이라고 도 한다.

이다.

우리가 알고 있는 똑같은 시간에 일어나고 자며 똑같은 시간에 식사를 하는 등의 규칙적인 생활방식과는 상당히 다른 것으로, 일상생활을 자연의 법칙에 맞춰 생활하는 것이다. 인체는 자연에 순응한 유기적 생명체이므로 반드시 자신의 생활을 하루의 기후 및 기온 변화에 적응시키고 맡겨야 건강을 지킬 수 있다. 사람은 하늘 및 땅과 어우러지고 해와 달에 상응해야 한다. 만약에 하루 생활을 소홀히 하여 자연의 법칙에 어긋나면 결국 인체에 손상을 입혀 질병을 일으킨다. 예를 들어 자연의 변화를 거스르면 더 많은 질병 원인에 노출되는데, 무절제한 생활, 지나친 감정, 절제 없는 식사, 노동과 휴식의 부조화 등은 질병을 일으키는 중요한 원인이다.

최근 자연의 섭리가 건강에 미치는 연구 분야인 시간생물학 및 생물시계이론이 급속하게 발전해 왔다. 많은 연구 자료에서 인체의 복잡한 생물화학 변화와 이에 상호 의존하는 조직계 모두 비교적 안정적인 하루의 생체리듬이 있다는 사실이 밝혀졌다. 예를 들어 갑상선자극호르몬(THS)은 새벽 4시경에 혈중 최고치를 기록하며, 부신호르몬과 성호르몬의 분비는 오전 8시에 최고조에 달한다. 정상인이나 관상동맥질환 환자를 불문하고 심장 기능이 가장 좋은 때는 모두 오전 5시에서 6시 사이 이며, 가장 나쁜 때는 오후에 해질 무렵이다. 지능이나 체력은 오전 10시에 최고 상태에 달한다. 이와 같은 발견은 한의학, 중의학 이론과 기본적으로 일치한다.

李經才(이경재)는 시간생물학이론을 근거로 인체 내의 각 조직은 시간의 흐름에 따른 주야주기 변화 체계를 가지고 있어서 스스로 24시간에 상응하는 생명 활동의 주기적 변화를 조절한다고 주장하였다. 아울러 인간을 포함한 모든 포유류의 주야 맥박 조정기는 뇌의 시상하부이며, 이것은 지구의 자전주기와 일치한다고 보았다. 따라서 인간의 생활을 이와 같은 주야주기 변화 체계에 조화시킨다면 일체의 생명 활동이 순조롭게 될 뿐만 아니라 건강장수에 큰 도움이 된다는 사실을 미루어 짐작할 수 있다. 반대로 그것에 보조를 맞추지 못하거나 그 조화를 깨뜨린다면 곧 건강이 손상될 것이다.

사람은 하늘과 땅의 기운에 의하여 태어난 것으로 이 세상의 중요한 구성 부분이다. 《황제내경》에서는 "사람은 땅에서 태어나고 목숨은 하늘에 달려 있으니 천지의 氣가 합한 것을 사람이라고 한다(人生於地, 懸命於天, 天地合氣, 命之曰人)"고 하였다. 자연계는 자기의 규칙에 의하여 꾸준히 움직이고 바뀌는 것으로, 이러한 자연의 법칙을 따른 결과 인체에는 춘하추동 및 주야에 따라 사라졌다 다시 생기는 음양의 변화가 있을 수 있고 동서남북이나 기온의 변화에 적응하여 생긴 체질의 차이가 있을 수 있다.

건강관리학의 대가인 孫思邈(손사막)은 "治未病思想"을 토대로 건강관리법을 제시하였다. 그는 "걷고, 멈추고, 앉고, 눕고, 말하고, 웃고, 잠자고, 먹는 등의 행위가 도리에 어긋남이 없으면 장수할 수 있다"고 말하였다. 또한 "주거하는 곳은 산을 등지고 물을 앞에 두어야 하며, 기후가 상쾌하고 토지가 비옥해야 하며, 샘물이 맑고 아름다워야 한다"고 하였다. 아울러 그는 "산림이 울창한 곳은 진실로 아름다운 경치이다. 만일 경치가 서로 잘 어울리고 언덕의 형체가 아름다우면 그곳이 가장 吉한 땅이다"고 하였다. 그는 《千金養生》에서 주택은 "너무 화려하여 탐욕에 끝이 없게 해서는 안 된다"고 하면서 "반드시 단아하고 소박하며 정결해야 한다"고 하였다.

의복 착용에 있어서는 "의복은 추위나 더위를 막을 수 있으면 된다. 첫째로 자주 세탁해야 한다"고 제시하였다. 그리고 "축축한 옷과 땀에 젖은 옷을 오래 착용해서는 안 되며, 땀을 많이 흘렸으면 깨끗하게 갈아입고 갈아입지 못할 경우에는 빨리 세탁해야 한다"고 강조하였다. 수면에 있어서는 "겨울밤에는 머리를 덮어쓰지 않아야 장수할 수 있다"고 하였으며, 또한 "무릎을 구부리고 모로 눕는 것은 사람의 氣의 흐름에 유익하며 똑바로 드러눕는 것보다 좋다"고 하였다. 이와 같은 건강관리법들은 의학적 가치가 있다.

그러나 이에 반하여 "생명의 즐거움을 거스르고 무절제하면 50세에 노쇠하게 된다"고 하였다. 《황제내경》에서는 "오래 보면 血이 손상되고, 오래 누워 있으면 氣가 손상되며, 오래 앉아 있으면 肉이 손상되고, 오래 서 있으면 骨이 손상되며, 오래 걸으면 筋이 손상된다(久視傷血 久臥傷氣 久坐傷肉 久立傷骨 久行傷筋)"고 하였다. 또한 "움직여서 추위를 피하고 陰地에서 더위를 피한다"는 건강관리법을 제시하였다. 이러한 건강관리법에 관한 이론들은 모두 하루 생활이 인체 생리 기능에 알맞아야 할 뿐만 아니라 자연환경의 변화에 부합되어야 함을 강조한 것이다.

(2) 방법

● 자연의 법칙에 따른다.

아침에서 한낮까지는 하루 중 陽 중의 陽이고, 한낮에서 해질 무렵까지는 하루 중 陽 중의 陰이며, 밤이 들면서부터 닭이 울 때까지는 하루 중 陰 중의 陰이고, 닭이 울고 나서 아침까지는 하루 중 陰 중의 陽이다.* 그러므로 사람도 이에 순응해야 한다. 자연계는 자체의 주기에 따라 꾸준히 움직이고 변화하므로 일 년은 사계절이 있고 하루에는 네 개의 때가 있으며 해와 달의 운행에 따라 한 바퀴 돌고 다시 시작하여 거듭된다. 인류는 이와 같은 자연환경 속에서 오래 생활한 결과 체내의 氣血이 많고 적으며, 陰陽이 줄고 늘어나는 상대적인 변화가 생겼다.

《황제내경》에서는 "날씨가 따뜻하고 맑으면 血이 잘 흐르고 氣가 잘 돌며, 날씨가 차고 흐리면 인체의 血이 엉기어 氣가 가라앉는다"고 했다. "달이 막 뜨기 시작하면 血氣가 精으로 되기 시작하면서 衛氣(위기)*가 돌기 시작하고, 달의 둘레가 차면 혈기가 가득 채워져 근육이 단단

* 陰陽은 모든 사물을 서로 대립되는 속성을 가진 두 개의 측면으로 이루어져 있다고 보고 한 측면은 음, 한 측면은 양이라 하고, 이것을 사물의 발생, 변화, 발전의 원인으로 설명하는 이론이다.

하며, 달이 이지러지면 살이 빠지고 경락이 虛
(허)하며 衛氣가 빠져 형체만 남는다"고 하였다.
자연의 때에 따라 血氣를 조절해야 한다는 것
이다.

* 衛氣란 인체를 외부의 나쁜 기운이나 질병의 원인으로부터 방어하는 기능을 가진 氣를 말한다.

아침에서 점심까지는 인체의 陽氣(양기)가 왕
성하고 陰氣(음기)는 안에 갇혀 정력이 충만한 시기이므로 작업 능률이
비교적 높다. 점심에서 해질 무렵까지는 양기가 점점 사라지고 음기가
점점 성장하므로 여전히 비교적 강한 활동 능력을 가지고 있지만 조금
씩 지치게 된다. 밤이 되면서 양기는 숨어들고 음기가 온몸으로 퍼지므
로 잠을 자야 하고, 닭이 울면서부터 아침까지는 다시 음기가 사라지고
양기가 자라나는 변화가 일어나면서 새로운 순환 과정이 시작된다.

일상생활에는 긴박함과 여유가 있어야 하고 활동과 휴식이 필요하며
규칙적인 리듬을 지켜야 한다. 《孔子家語(공자가어)》 중에는 "무릇 잠자
리에 제때 들지 않고, 지나치게 쉬거나 일을 하면 병들어 모두 죽는다"
고 하여 생활에 규칙이 없이 제때에 일하고 쉬지 않으면 질병이 생겨
목숨까지 위협한다는 점을 시사하였다. 아울러 생활의 규칙은 나이, 성
별, 체질 및 맡은 일과 생활환경 등 개인의 특성을 감안하여 정해야 한
다. 그러므로 하루의 생활을 자연의 법칙에 따라 합리적으로 배치해야
하고 일괄적인 형식에 얽매여서는 안 된다.

● 올바른 하루 일과는

아침시간 보내기
매일 아침에는 마땅히 제때에 일어나고 늦잠을 자서는 안 된다. 깨
어나는 시간은 해가 뜰 무렵이 가장 적절하여 해와 같이 움직이기

시작한다. 아침에 깨어나면 먼저 두 눈을 뜨고 팔다리를 쭉 뻗어주며 손으로 가슴을 몇 번 두드리고 나서 곧바로 일어나 앉아 웃옷을 입고 두 손으로 열이 날 때까지 얼굴을 비빈다. 날씨에 맞추어 어느 옷을 입을지 정하는데, 따뜻하게 입어야 하고 옷, 양말을 차려입은 뒤 활동하기 시작한다.

아침에는 너무 늦게 일어나 햇빛을 듬뿍 받을 수 있는 좋은 기회를 놓쳐서는 안 되고 또한 너무 일찍 일어나지 않는다. 해가 뜨기 전에 일어나면 안 되는 것은 陽氣가 아직 솟아오르지 않았기 때문이다. 밖에서 신체를 단련하는 경우 옷을 적절하게 입어야 하며, 특히 노인의 경우 찬바람이나 서리 및 이슬 등을 맞지 않도록 유의해야 한다. 신체 단련은 약간 땀이 나는 정도면 되고 지나치게 심한 운동으로 땀을 많이 흘리는 것은 좋지 않다.

업무 및 휴식시간 보내기

일과 휴식은 지나치게 힘들거나 지나치게 편안하면 안 된다. 《養性延命錄(양성연명록)》에서는 "十二少", "十二多"를 제시하였는데, 十二少는 적게 고민하고, 적게 생각하고, 적게 욕심을 내고, 적게 일하고, 적게 말하고, 적게 웃고, 적게 근심하고, 적게 슬퍼하고, 적게 기뻐하며, 적게 분노하고, 적게 좋아하고, 적게 미워한다는 것이다. 이와 같이 열두 가지를 줄이는 것은 가장 좋은 건강관리 방법이다. 반대로 十二多는 걱정, 생각, 욕심, 일, 말, 웃음, 근심, 기쁨, 즐거움, 화, 취미, 미워함으로 이것들이 지나치면 수명을 줄일 수도 있다.

낮에는 陽氣가 밖으로 겉돌기 때문에 주로 활동을 해야 한다. 아침부터 저녁까지는 무엇이든지 하는 게 좋다. 활동의 내용은 사람에 따라 다를 수 있는데 직장에서 근무를 하거나, 농사를 짓거나, 공부를 하거나, 사무적인 일을 보거나, 집안일을 하는 등 다양할 수 있다.

오전에 가장 활기가 차 있으므로 하루의 일은 오전에 끝낼 수 있으면 가능한 오전에 마무리하고 될수록 오후의 일을 줄이는 것이 바람직하다. 오늘의 일은 오늘로 끝내며 미루거나 끌려고 하지 말고, 또한 일에 지나치게 매달렸다 갑자기 할 일이 없어서도 안 되므로 업무량을 매일 비슷하게 배분해야 한다.

활동하는 시간은 나이 및 체질에 따라 각각 다를 수 있는데, 일반적으로 8시간이 적합하고 젊고 건강한 사람은 적당히 늘릴 수 있으며 늙고 몸이 약한 사람은 줄이는 것이 적합하다. 지속적으로 일을 하는 경우 틈틈이 쉰다. 머리를 쓰는 것과 육체적인 일을 하는 것이 서로 어우러져야 한다. 머리를 많이 쓰게 되면 몸을 자주 움직여 활동량을 늘리고, 육체적인 일을 주로 하면 자주 쉬어주어 지나치게 피로가 쌓이지 않도록 해야 한다.

일이나 업무 등의 활동이 너무 과중해서는 안 되는 것으로 지나치면 氣血이 손상되고 기력이 안에서 소모되지만, 게으름도 삼가해야 하는 것으로 체력이 날로 떨어지는 것도 방지해야 하기 때문에 매일 적당한 운동으로 체력을 유지하는 것은 건강의 중요한 원칙이다. 활동할 때는 자세도 중요하다. 앉을 때는 종처럼 묵직하고, 움직일 때는 바람처럼 빠르며, 서 있을 때는 소나무처럼 우뚝 솟아 있어야 한다. 이는 앉고 움직이며 서 있을 때의 바른 몸가짐이다.

저녁시간 보내기

해가 진 뒤에는 인체의 陽氣가 안으로 들어가므로 일을 하는 것은 적합하지 않다. 저녁에는 주로 휴식을 취하며, 가족과 같이 이야기를 나누거나 음악을 듣고 공연을 보며 장기를 두고 책을 읽는 등 하루의 일과로 쌓인 피로를 풀면서 몸과 마음을 편안하게 하여 잠을 잘 준비를 한다. 밤에 공부를 하거나 일을 해야 할 필요가 있으면 너무 오래하지 않도록 하고 저녁 10시를 넘기지 말아야 한다. 밤이 깊었는데도 쉬지 않고 골똘히 생각에 잠기거나, 미친 듯이 새벽까지 놀거나, 논쟁으로 흥분하는 등은 반드시 陰과 陽의 변화 리듬에 영향을 미쳐 잠을 이루지 못하게 할 수 있다. 제대로 쉬지 못하면 그 이튿날 정신이 흐려지고 오래 지속되면 건강마저 손상시킨다.

밤의 신체 단련은 동작이 부드럽고 느린 운동을 주로 하고 격렬한 활동은 가급적 삼가며 밖에 나가 산책하는 것이 적합하다. 잠들기 전에는 눈을 돌리고, 침을 삼키며, 이를 맞부딪치고, 배를 문지르고, 발을 비비는 등의 운동을 할 수 있는데, 개인의 상황에 따라 한두 가지를 선택하면 된다. 예를 들면 책을 읽어 눈이 피로하면 눈을 돌리고, 이가 튼튼하지 않으면 이를 맞부딪쳐주며, 헛배가 불러 더부룩하면 배를 문지르고, 허리와 다리가 시큰하며 힘이 빠지면 발바닥을 비빈다.

적정 수면시간은

수면은 인체의 陰과 陽이 변화하는 리듬에 의하여 일어나는 현상으로 《황제내경》에서는 "陰은 밤을 주재하는 기운으로 밤에는 잠을 잔다"고 하였다. 陰氣가 강하면 인체는 수면 상태에 들어가게 되고 아울러 陽氣가 솟아오를 것에 대비하게 되며 陽氣가 어느 정도로 비축되면 잠에서 깨어나 하루의 활동을 시작한다. 이처럼 수면과 활동을 번갈아 함으로써 비로소 몸에 충분한 활동 능력이 길러질 뿐더러 충분한 휴식도 얻는 것이다. 그러면 인간의 적당한 하루 수면시간은 어느 정도인가? 물론 연령에 따라 다르다. 연구에 의하면 신생아는 젖먹는 시간, 배변할 때 외에는 거의 하루 종일 자야 하며, 3개월 된 영아는 18~19시간, 6개월 된 영아는 16~17시간, 1세 내외는 14~15시간, 2·3세는 12~13시간, 취학기 아동은 9~10시간, 청소년은 8~9시간,

성인은 7~8시간 자야 한다고 하였다. 수면은 너무 적어도 안 되지만 너무 많아도 안 된다. 매일 저녁 수면시간이 4시간이 못되는 성인의 사망률은 7~8시간을 자는 성인보다 80% 더 높았다. 그리고 매일 저녁 수면시간이 10시간을 초과하는 사람의 사망률 역시 80% 더 높았다.

올바른 식사는

식사는 하루에 아침, 점심, 저녁으로 나누어 세 끼를 하는 것이 적절하다. 몸이 약하여 소화시키는 기능이 튼튼하지 못한 경우에는 식사하는 횟수를 늘리고 식사량은 줄일 수 있다. 많이 먹고 나서 바로 자면 위장에 음식물이 가득 차 아직 소화가 되지 않았기 때문에 편안하게 잠들지 못하고 위를 손상시키며 정신 활동에 영향을 미친다. 이외에도 잠을 자다가 식사를 하면 위장에 음식이 뭉쳐 머물러 있기 쉬워 수면에 지장을 줄 수 있으므로 삼가야 한다.

● 動(움직임, 활동)과 靜(휴식)의 조화

생명은 끊임없이 움직이는 가운데 지속된다. 한의학과 중의학에서는 생명 활동의 가장 기본적인 방식을 바로 陰陽의 기운이 위아래로 솟았다 내려갔다 하면서 드나드는 것으로 인식한다. 陽은 올라가고 陰은 내려가며 陽은 솟고 陰은 가라앉으며 陽은 나가고 陰은 들어가는 것으로 상호작용하게 되어 있다. 《황제내경》에서는 "오르면 반드시 내리고 내리면 반드시 오른다(昇已而降, 降已而昇). 위아래가 서로 생기는 것은 오름과 내림에 인함이다(高下相召, 昇降相因)"라고 하여 곧 氣의 上下, 昇降, 出入 운동을 밝혔다. 예를 들면 인체의 五臟에 있어 肺의 呼吸(호흡), 心의 行血(행혈), 脾의 運化(운화), 肝의 疏泄(소설), 腎의 啓閉(개폐) 등은 모두 氣

의 움직임을 나타낸 것이다. 인체는 자연의 공기와 음식물을 섭취하여 臟腑의 각종 작용을 통해 그 필요한 부분을 받아들이고 쓸모없는 것을 배출하여 꾸준히 신진대사를 함으로써 생명을 유지한다. 만약 氣의 운동에 장애가 일어나면 질병이 생기기 마련이고 일단 氣의 上下, 昇降, 出入 운동이 멈추면 목숨도 끊어지게 된다. 陰과 陽은 상대적인 역할을 해서 陽은 動을 맡고, 陰은 靜을 맡는 것이다.

움직임 속에 고요함이 있고 고요함 속에 움직임이 있으므로 움직임과 고요함은 서로 상반되면서도 서로 맞물려 있다. 그 動과 靜의 이치에 순응하면 건강장수를 하게 되지만 그 動과 靜의 이치를 거스르면 질병이 생기고 사망에까지 이르게 된다. 일을 하는 것은 곧 動이고, 쉬는 것은 곧 靜이며, 이와 같은 움직임은 생명 활동의 주된 부분이 되고 고요함은 곧 더 활발한 움직임을 마련하기 위한 밑받침이 된다. 그러므로 인간은 움직임을 열심히 하려고 노력해야 할 뿐만 아니라 잘 쉴 줄도 알아야 한다. 운동과 휴식의 건강법은 動과 靜을 잘 조화시켜 인체의 각종 생리 기능이 정상적으로 이루어지고 가장 좋은 상태를 유지하도록 하는 데 있다.

3) 사계절 건강관리법*

(1) 의의

* 時辰養生法, 사계절養生法, 順時養生法으로도 불린다.

사계절 건강관리법은 자연계의 주기 변화가 생명의 주기 변화 규율에 미치는 영향을 근거로 春生, 夏長, 秋收, 冬藏의 건강관리 이론이다. 인간의 육체와 정신은 시공주기 변화와 생명주기 변화에 적응한다. 사계절의 주기 변화 규율과 보조를 맞추어야만 인간은 비로소 자연계의 만물과 더불어 생장하고 천년을 향유할 수 있다. 즉 봄과 여름에는 늦게 자고 일찍 일어나며, 가을에는 일찍 자고 일찍 일어나며, 겨울에는 일찍 자고 늦게 일어나는 등의 절도가 있어야 한다. 만약 사계절의 주기 변화 규율인 춘하추동 사계절의 氣를 거슬러 활동한다면 체내의 생명주기 변화 규율은 곧 문란하게 될 것이며, 쉽게 질병이 발생하여 일찍 노쇠하거나 절명하게 될 것이다.

춘하추동 사계절의 자연법칙을 고려해서 건강관리를 해야 하는 것은 한의학과 중의학의 天人相應, 天人合一사상을 근거로 한다. 사계절 건강관리법은 우리 몸속 환경이 외부 환경에 적응하여 天人合一의 상태에 이르러야 건강할 수 있다는 것이다. 봄은 따뜻하고 여름은 더우며 가을은 서늘하고 겨울은 추운 날의 특징을 고려하여 건강관리법도 반드시 이러한 자연의 변화인 天時에 순응해야 한다. 언제 자고 언제 일어나야 하는지를 지키고, 감정과 정신을 잘 조화시키며, 봄에는 '生'의 건강법, 여름에는 '長'의 건강법, 가을에는 '收'의 건강법, 겨울에는 '藏'의 건강법을 따라야 한다. 매일 하는 건강법도 반드시 사계절 건강관리법과 상통해야 한다. 인간은 天地의 氣로써 생겨나고 사계절의 法으로써 이루어지며, 인간은 사계절에 순응해야 하며 天地에 순응하고 사계절과 함께 하면 인간은 곧 天地와 같게 된다.

(2) 방법

① 봄 건강법

봄철은 입춘부터 입하 전까지로 양력 3, 4, 5월(음력 1, 2, 3월)이다. 봄철 건강법의 '生'은 생장, 발육, 생성(발생)을 뜻한다. 봄은 天地의 기운이 소생하는 시기이므로 봄의 가장 큰 특징은 '生'이라고 할 수 있다. 봄에는 초목에서 새잎이 돌고 꽃이 피어 모든 만물이 번영하고 무성해지는 계절이다.

● 生長의 氣를 맞이한다.

봄철 3개월을 발진(發陳)이라 하는데, 萬物이 소생, 발육을 하는 시기로서 자연계에 새로운 氣가 충만하고 만물이 자라난다. 이때 사람들은 저녁 늦게 잠자리에 들고 아침 일찍 일어나서 정원을 산보하며 옷은 느슨하게 입고 신체를 편안하게 함으로써 生의 의지가 생기게 하여 봄기운과 서로 조화를 이루도록 해야 한다. 보살피되 죽이지 말고, 주되 빼앗지 말며, 상을 주되 벌하지 말아서 봄철에 발생하는 기운에 적응해야 한다.

● 하의를 두껍게, 상의를 얇게 입는다.

《千金要方》에서는 "아직 얼음이 풀리지 않은 봄에는 하의는 두껍게 입고 상의는 얇게 입는다"고 하였으며, 《老老恒言(노노항언)》에서는 "이른 봄, 얼음이 완전히 풀리기 전에는 하체는 따뜻하게 하는 것이 좋고 상체는 어느 정도 얇게 입어도 무방하다. 이는 陽의 활력을 기르기 위함이다"고 하였다. 이처럼 기후가 비교적 추운 이른 봄에는 하체의 보온에 주의하면 陽氣의 생성을 충분히 도울 수 있다. 봄에는 기후 변화가 심하기 때문에 노인이나 허약자들은 의복 착용에 특히 주의해야 한다. 《孫眞人 衛生歌注釋(손진인 위생가주석)》에서는 "봄에 맑고 따뜻한 날씨가 계속되면 사람들은 쉽사리 추위가 끝났다고 생각하지만, 봄바람이 매섭고 차서 肺를 상하게 한다는 것은 알지 못한다. 이때의 寒氣는 사람들이 虛한 틈을 타 스며들기 마련이므로 반드시 옷을 잘 갖추어 입어야 한다"고 하였다. 봄은 여전히 冷氣가 남아 있어 쉽게 寒邪의 침입을 받으므로 옷차림에 신중해야 한다.《壽親養老新書(수친양로신서)》에서는 "봄에 따뜻한 날씨를 만나도 갑자기 두터운 옷을 벗어서는 안 되며, 특히 老人은 추위를 견디지 못하여 몸이 쉽게 손상된다. 옷을 많이 껴입고 따뜻해질 때 차츰 벗어야 한다"고 하여 노인들의 봄철 옷 입는 방법을 제시하였다.

● 알맞은 음식

"봄에는 양기를 기른다(春夏養陽)"에 근거하여 봄에는 찬 성질의 음식을 먹음으로써 陽을 기른다. 이것은 "陽氣는 陰에 근원을 두므로 찬 성질의 음식물을 먹으면 陽氣가 다함이 없다"는 인식을 바탕으로 제시한 건강관리법이다.《飮膳正要(음선정요)》에서는 "春氣는 따뜻하므로 마땅히 밀을 먹어서 그것을 차게 해야 한다"고 하였는데, 이것은 밀이 봄철의 주식으로 적당함을 가리키는 말이다.《云笈七籤(운급칠첨)》에서는 "春氣는 따뜻하므로 뜨거운 성질의 음식은 피해야 한다"고 하였는데, 이것은 뜨거운 성질의 음식물은 元氣를 손상시켜 봄철 陽氣의 生長에 불리하기 때문이다.《壽親養老新書》에서는 "水가 뭉쳐져 있고 점성을 지니면서 차며 기름진 음식은 대개가 위장을 손상시켜 소화가 어려우며, 특히 노인에게는 더욱 나쁘므로 주의하여 돌보아야 한다"고 하여 봄철에는 소화기(脾胃)를 따뜻하게 해야 한다고 하였다.

② 여름 건강법

여름은 입하에서 대서까지로 양력 6, 7, 8월(음력 4, 5, 6월)이다. 여름철 건강법의 '長'은 왕성, 번성, 성장을 뜻한다. 여름은 만물이 번성하고 꽃을 피우며 陽이 더욱 왕성해지는 계절이다. 무덥고 붉은 태양이 작열하며 열이 발산하여 하늘과 땅의 기운이 각각 하강, 상승해서 교차되어 모든 식물과 나무가 크게 자라고 꽃을 피운다.

● 늦게 자고 일찍 일어난다.

여름철 3개월을 번수(蕃秀)라 하는데, 天地의 氣가 끊임없이 교류하므로 모든 식물들이 꽃을 피운다. 이때에 사람들은 저녁 늦게 잠자리에 들고 아침 일찍 일어나며, 무더운 것을 싫어하지 말고, 화를 내는 일이 없게 하여 만물이 꽃을 피우고 아름답게 성장하는 것처럼 마음에 기쁨이 충만하게 하며, 氣를 통하게 하여 환경에 적응해야 한다. 기상 후에 많은 활동을 하여 체내의 陽氣가 외부로 발설되도록 한다. 그리고 유쾌한 마음을 유지하고 화를 내지 않도록 해야 하는데, 화를 내면 心火가 더욱 왕성해지기 때문이다.

● 몸을 차갑게 하면 안 된다.

여름에는 인체의 陽氣가 외부로 확장되어 땀이 나는데, 이것을 찬물로 닦거나 갑자기 찬물에 뛰어들게 되면 피부가 급하게 수축하여 陽氣가 내부에 울결되기 때문에 쉽게 질병을 일으킨다. 또한 너무 잦은 목욕은 땀구멍을 성글게 만들어 노약자가 쉽게 바이러스에 감염되는 원인이 되기도 한다. 따라서 여름철의 목욕은 매일 한 번 정도가 가장 적당하다.

《攝生消息論(섭생소식론)》에서는 "여름에 노숙하지 말아야 하고 자면서 찬바람을 쐬어서도 안 된다. 이는 일시적으로는 시원할지 모르나 질병이 엄중해질 수 있다. 시원한 것을 탐하여 몸을 바람과 마주하고 자면 손발에 감각이 없어지고 말을 더듬게 되며 사지마비가 생긴다"고 하였다. 이처럼 한여름에 더위를 피하려고 야외에서 노숙하거나 계속 찬 바람을 쐬는 것은 건강에 해롭다.《保生要錄》에서는 "한여름 더위에는 홑옷이나 잠옷을 입고 자거나 허리, 배, 무릎, 정강이에 이불을 덮고 자는 것이 인체에 이롭다"고 하였는데, 특히 노인은 잠잘 때뿐만 아니라 낮에도 함부로 바람을 쐬서는 안 되고 찬 기운을 맞아서는 안 된다고 보았다.

차라리 시원하게 트인 마루와 깨끗한 방에 거처할 것을 권장하였다 《壽親敬老新書》. 따라서 여름에는 폭염을 막아야 하지만 시원함을 지나치게 탐하다가 발병 원인에 노출되는 일이 없도록 주의해야 한다.

● 음식을 따뜻하게 먹는다.

더운 여름에는 차가운 음식을 찾게 되는데, 이에 대해 "여름에 찬 음식을 섭취함으로써 陽氣를 기르되, 지나치게 盛하게 해서는 안 된다《養生四要》"고 하였다. 또한《飮膳正要》에서는 "여름은 더위가 심하므로(炎熱) 콩류를 먹어 차게 해야 한다"고 하였다. 콩류로는 녹두가 좋은데 달고 차기 때문에 여름철에 죽으로 쑤어 먹으면 열을 내리고 더위 먹은 것을 해소하며 위의 진액을 자양하는(淸熱解暑, 養胃生津) 작용을 한다.

여름에는 오히려 찬 음식보다 따뜻한 음식을 먹어야 한다고 강조하였는데,《養生四要》에서는 "여름철에는 몸을 차게 하는 음식을 먹는 것이 적당하지만 지나치게 차면 소화기를 손상시킨다"고 하였으며,《千金翼方》에서는 "늙어서 병이 많은 까닭은 젊은 시절 봄·여름철에 지나치게 바람을 쐬고 음식을 너무 차게 먹었기 때문이다"고 하였다. 이에 대해《壽親養老新書》에서는 "노인들은 氣가 약하기 때문에 여름에는 陰氣가 내부에서 쌓인다. 이로 인해 약해진 복부가 찬 음식을 만나면 대부분 설사를 한다. 精氣가 한번 손상되면 다시 회복되기 어려우니 반드시 조심해야 한다"고 하였다. 이러한 해석에 근거하여 《三元延壽參贊書(삼원연수참찬서)》에서는 "여름 한철은 나이를 불문하고 반드시 따뜻한 음식을 먹어야만 식중독 등에 걸리지 않으며, 또한 배를 따뜻하게 하여 병에 걸리지 않도록 해야 한다"고 하였다.

《孫眞人 衛生歌注釋》에서는 여름철 음식 건강법에 대하여 다음과 같이 구체적으로 설명하고 있다. "한여름에는 체내에 陰氣가 잠복하여 소화가 더디다. 과일과 채소는 대개가 痰이 되며, 더구나 찬 음식물에 속하므로 소화가 특히 어렵다. ……비록 더울지라도 냉면, 빙수 등은 먹지 않는 것이 좋다. 특히 빙수는 그저 뙤약볕 속의 열기만 몰아낼 뿐이므로 먹어서는 안 된다"고 하면서 이것을 지키지 않으면 "약하게는 설사를 하고, 심하게는구토, 설사를 한다"고 하였다. 이것은 모두 여름에는 비위(소화기) 기능이 약화되므로 위장질환이 발생하기 쉽다는 인식에서 출발한 것이며, 특히 노인의 경우에는 주의해야 한다.

③ 가을 건강법

가을은 입추에서 상강까지로 양력 9, 10, 11월(음력 7, 8, 9월)이다. 가을 건강법의 收는 수확, 한 곳으로 모아짐, 수렴, 성숙을 뜻한다. 가을은 만물이 결실을 맺고 수확하며 모든 사물이 안정을 얻는 시기이다. 또한 하늘의 기운이 서늘해지기 시작하고 바람이 세지고 빨라지며, 땅의 기운은 맑고 만물의 색이 변한다. 가을은 아름답고 다채로운 계절이다.

● 일찍 자고 일찍 일어난다.
가을철 3개월을 용평(容平)이라 하는데, 모든 식물들의 성장이 平定을 이루는 시기로서 가을바람(秋風)이 점점 다가오므로 天氣는 조급해지고 地氣는 淸明해진다. 이때에 사람들은 일찍 잠자리에 들고 아침 일찍 일어나야 하는데, 일어나고 자는 시간을 닭의 활동 시간과 같게 한다. 또한 정신을 안정시켜 가을철의 肅殺(숙살)하는 기운을 피하며, 神氣를 收斂하여 가을철의 기후와 조화를 유지하도록 함으로써 외부의 요인들에 의해 의지가 흩어지지 않게 하고, 肺氣를 맑게 해야 한다.

가을에는 일찍 자고 일찍 일어나는 것을 원칙으로 하며, 정신은 神氣를 수렴하고 욕심을 버려 마음의 안정을 유지한다. 이렇게 하면 인체의 陽氣를 수렴하고 폐의 기운을 맑게 하는 것(陽氣收斂과 肺氣淸肅)에 좋으며, 더불어 가을의 스산한 기운이 인체에 미치는 영향을 완화하는 데 도움이 된다.

● 활기차고 즐거운 마음을 유지한다.

《壽親養老新書》에서는 "가을에는 바람이 차고 비가 처량하게 내리며 초목이 시들어 낙엽이 떨어진다. 노인들은 몸은 비록 늙어 쇠약할지라도 마음으로는 친구를 그리워하고, 또 우울해지기 쉽다. 더구나 가을이 깊어 물이 얼고 초목이 마르면 노인들은 오랜 질병이 재발하기 쉽다. 그러므로 이때에 자식은 아침저녁으로 잘 봉양하고 안색을 자세히 살펴야 한다. 만약 조금이라도 불편한 기색이 보이면 정답게 여러 가지 이야기를 하여 心神이 우울해지지 않도록 해야 한다"고 하였다. 노인들은 精氣가 쇠약하고 心神이 나약하기 때문에 가을의 정서로 인해 우울해지고 비관적으로 되기 쉽다. 따라서 활기차고 낙관적인 정서를 유지하도록 노인 스스로는 물론 자식도 가까이서 자세히 보살펴야 한다.

● 몸을 따뜻하게 하는 음식을 먹는다.

《養生四要》에서는 "가을에 따뜻한 음식을 먹음으로써 陰을 기른다"고 하였다. 가을은 陽氣가 弱해지고 陰寒이 점차 盛해지는 계절이므로 따뜻한 음식물을 먹어야 한다. 특히 노약자의 경우는 가을바람이 불기 시작할 때에 맞춰 적절히 따뜻하고 補하는 음식을 먹으면 예방 효과가 있다. 이에 대해 《飮膳正要》에서는 "가을은 건조하므로 반드시 참깨를 먹어서 그 건조한 것을 적셔주어야 한다"고 하였다. 참깨는 그 性味가 따뜻하고 촉촉(溫潤)하여 피를 만들고 몸을 윤택하게(養血潤燥) 하기 때문에 건조한 가을철에 좋은 보양 식품이다.

④ 겨울 건강법

겨울은 입동에서 대한까지로 양력 12, 1, 2월(음력 10, 11, 12월)이다. 겨울 건강법의 藏은 저장, 저축, 보관을 뜻한다. 겨울은 만물의 生氣가 숨고, 陽氣(양기)가 체내에 저장되는 계절이다. 땅과 물은 얼고 만물이 땅속에 숨고 감추어지며 동물들이 겨울잠을 자듯이 인간도 육체 활동을 최소화하고 의지를 숨기고 감추며 마음의 안정을 유지한다.

● 일찍 자고 늦게 일어난다.

겨울철 3개월을 폐장(閉藏)이라 하는데 물이 얼고 땅이 갈라지는 시기이다. 이때에 사람들은 함부로 망령되게 행동하여 陽氣를 어지럽히지 말고 저녁 일찍 잠자리에 들며 아침 태양이 비칠 때를 기다려서 늦게 일어난다. 또한 정신을 안으로 지켜서 귀중한 것을 가슴속에 숨기고 있는 것처럼 하고 생각을 밖으로 드러내서는 안 된다. 동시에 추위의 침입을 막고 따뜻함을 유지해야 하는데, 그렇다고 하여 지나치게 따뜻하게 해서 땀을 흘리면 땀과 함께 陽氣가 밖으로 빠져나가게 된다. 겨울철

의 수면은 해가 지고 뜨는 것에 맞춤으로써 추위(寒氣)를 피하고 따뜻함
(溫氣)을 취해야 한다.

● 추위를 피하고 몸을 따뜻하게 한다.

《攝生消息論(섭생소식론)》에서는 "겨울은 陽氣가 안으로 收斂하고, 陰
氣가 밖으로 표출되는 계절이다. 따라서 대개 몸의 상부는 뜨겁고 하부
는 냉함(上熱下冷)의 질환이 있게 마련인 노인은 함부로 목욕해서는 안
된다. 陽氣가 몸 안에 쌓였을 때 만약 뜨거운 욕탕에 들어가면 반드시
땀이 많이 흐르고, 이때 노인은 뼈가 약하기 때문에 쉽게 차가운 병의
기운을 받아서(寒邪를 感受) 痰이 생긴다"고 하여 겨울철의 잦은 목욕은
건강관리의 원칙에 역행한다고 주장하였다. 뜨거운 물에 오래 있게 되
면 땀구멍이 열려 찬 기운에 쉽게 당할 수 있기 때문에 겨울철의 목욕
횟수는 1~2주에 한 번이 적당하다. 한편 《混俗頤生錄(혼욕신생록)》에서는
목욕 후 찬 기운의 침입을 예방하는 방법에 대해 "목욕 후에는 소량의
술을 마시고 자면 편안하게 잠을 이룰 수 있다"고 하였다.

● 머리는 차게 하고 몸을 너무 따뜻하게 하면 안 된다.

겨울에 춥다고 머리를 덮어쓰고 자는 것은 좋지 않다. 머리는 모든
陽氣가 모이는 곳으로 머리를 덮고 누우면 열이 위쪽에서 막혀 정신이
몽롱해지고 머리가 어지러워진다. 《孫眞人 衛生歌注釋》에서는 "겨울밤
의 잠자리와 거처는 반드시 꼼꼼하게 살펴서 찬 기운이 머리를 범하지
않도록 해야 한다. 그렇지만 만약 따뜻한 곳에서 머리를 덮고 자면 도리
어 열이 쌓이게 된다"고 하였으며, 《千金要方》에서는 "겨울밤에는 머리
를 덮지 말아야 장수할 수 있다"고 하였다.

《保生要錄》에서는 "겨울에는 너무 두껍게 입지 말고 추워짐에 따라 차츰 옷을 겹쳐 입도록 한다. 이와 같이 하면 갑자기 춥거나 갑자기 덥지 않게 할 수 있다"고 하였는데, 이것은 평소에 기온 변화에 적절히 적응하게 하여 면역력을 높이는 방법이다. 겨울에 너무 따뜻하게 지내면 면역력이 약해져 감기에 쉽게 걸린다. 그밖에도 "겨울철에는 발을 따뜻하게 하고 머리를 차게 하며, 허리·배 아래에서부터 정강이·발까지는 항상 따뜻하게 하고, 가슴 위부터 머리까지는 약간 차게 해야 한다. 그러나 그 찬 정도가 심하지 않게 하고, 그 따뜻한 정도가 심해서 건조함에까지 이르지 않게 한다"고 제시하였다.

● 심한 운동을 하거나 땀을 많이 흘리지 않는다.

《養性延命錄》에서는 "겨울은 陽氣가 閉藏되는 계절이므로 함부로 땀을 흘려 陽氣를 배출해서는 안 된다"고 하였는데, 이는 땀이 나면 陽氣가 배출되어 겨울철의 養藏(양장) 원칙에 어긋나고 결국 몸을 손상시키기 때문이다. 겨울철 인체의 양기 저장(陽氣伏藏)을 위해서는 "몸을 피곤하게 하지 말고, 땀을 배설하지 말아야 한다《孫眞人攝養論》"고 하였다. 따라서 겨울철에는 지나친 노동과 운동은 삼가는 것이 좋다. 심지어 《養生四要》에서는 "겨울철에 운동하여 陽을 어지럽히거나 빠져나오게 해서는 안 된다"고 하여, 겨울철에는 땀을 흘려 陽氣 배출을 함부로 하지 않도록 조심해야 한다고 하였다.

● 따뜻한 음식을 먹고 너무 몸을 건조하게 하는 음식은 피한다.

겨울에는 몸을 따뜻하게 하는 음식을 먹어 추위를 물리치도록 한다. 《飮膳正要》에서는 "겨울은 춥기 때문에 마땅히 기장 등을 먹어 그 熱

性으로써 寒氣를 다스려야 한다"고 하였다. 예를 들어 기장은 온열한 기운을 자양하는(溫熱補養) 효과가 있으므로 겨울철의 主食으로 삼을 만하다. 또한 《攝生消息論》에서 술은 溫熱하여 陽氣를 돕고 血脈을 소통시키기 때문에 조금 마신다면 좋은 방법이 될 수 있다고 하였다.

5

운동 건강관리법

운동 건강관리법은 사람들이 신체 단련으로 체력을 강화해 질병을 예방하고 노화를 지연시킬 목적으로 운동하는 것을 말한다. 운동은 신체 단련, 체질 강화, 건강 증진의 중요 수단 중 하나이며, 또한 질병을 예방하고 치료하는 방법 중 중요한 조치이다. 몸이 한 번 움직이면 그만큼 강해지고, 병이 없어지고 질병이 떠난다(一身動則一身强, 運體以却病, 體動則病離)고 하였다. 예로부터 인류의 생명 활동은 끊임없이 움직이는 특징을 갖고 있다고 여겨 적극적인 운동을 통해 건강을 관리할 것을 주장하였다. 《황제내경》에서는 '形勞而不倦'을 주장하여 오래 앉아만 있거나 누워만 있으면 안 되며 운동 이외의 다른 건강관리법을 같이 하면서 몸을 자주 움직여야 한다고 하였다.

1) 인체에 미치는 영향

● 운동은 기혈 운행, 臟腑 기능을 강하게 한다.

한의학과 중의학에서는 인체의 氣血은 부단히 움직여 신체의 곳곳을 운행해야 한다고 해서 "運行不休"가 중요한 특징이다. 氣의 운행은 물 흐름과 같아야 하며, 해와 달의 운행처럼 쉬지 않아야 한다고 했다. 氣는 血의 인솔자이다(氣爲血之帥), 氣가 움직이면 血도 움직인다(氣行卽血行). 氣의 흐름이 막히면 血의 흐름도 막힌다(氣滯則血滯) 등의 의미는 혈액순환은 氣의 작용을 통해 이루어진다는 뜻이다. 운동을 하면 氣血의 운행을 조절하여 氣가 온몸으로 퍼지면서 머물거나 막히지 않는 상태를 만들어주기 때문에 활기가 넘치고 온몸이 가뿐하며 튼튼하고 건강한 체력을 다질 수 있다. 운동은 氣血의 운행을 시원스럽게 뚫어주고 臟腑의 기능을 잘 조화시키는데, 인체의 각 臟腑나 조직은 氣로 인하여 북돋우어져 각자의 작용을 충분히 수행하게 되고 특히 元氣가 가득 차 넘쳐흐를수록 臟腑 기능은 더 건강하고 왕성하며 더불어 인체도 건강 장수할 수 있게 된다.

기혈의 운행은 臟腑의 氣를 추동(推動)할 뿐 아니라 신체의 움직임(動) 및 움직이지 않음(靜)과 매우 밀접하게 관련되어 있다. 臟腑는 운동의 근본을 생산하고 근육, 뼈 등의 조직은 운동을 진행하는 주체가 된다. 운동은 臟腑, 조직의 에너지원을 생산하기 때문에 적절한 운동은 臟腑, 조직의 기능을 촉진하여 臟腑를 강하게 하고 근육과 뼈의 작용을 강화한다. 신체를 움직이는 것은 첫째로 氣血에 작용하여 氣血의 운행을 촉진하고, 둘째로는 臟腑의 기능을 촉진하여 臟腑의 활력을 강하게 한다.

● 정신, 감정(情志)을 조절하고 활력을 준다.

운동은 강건한 의지와 용감한 정신을 배양한다. 또한 생명에 활력을 넣어주고 정신, 감정(情志) 활동 물질의 기초를 증가시킨다. 이외에도 정신, 감정 활동을 조절한다. 운동은 정신, 감정 활동을 조절하기 때문에 적극적인 정신건강관리 방법이라고 할 수 있다. 정신 활동이 정상이면 臟腑, 氣血의 기능이 활성화되어 인체의 생명 활동을 촉진해 건강에 좋다. 운동은 청소년에게는 굳센 의지와 용감한 정신을 길러주고 노인에게는 젊은 활기를 되찾아주고 낙천적인 성품을 키워준다.

사람이 나이가 들어 노화하는 과정은 가장 먼저 동작이 느려지는 데에서 알 수 있다. 이러한 변화는 흔히 노인에게 늙어간다는 느낌을 주는데 심한 경우 환경에 대한 적응에 자신감을 잃게 되고, 이와 같은 정신 상태는 도리어 노화의 과정을 더 빠르게 촉진할 수 있다. 평소에 늘 부지런하게 움직여주면 나이가 들어도 몸놀림이 빠르고 운동기관의 노화 과정이 지연되며 노년기의 정서를 보다 안정시켜 스스로 생명력이 아직도 활발하게 움직이고 있다고 느끼도록 한다. 또한 이와 같은 정신 상태는 건강에 좋은 영향을 미치게 된다. 결국 노화를 방지하는 가장 좋은 방법은 스스로 적절한 운동을 꾸준히 하는 것이다.

● 운동은 안정된 체형을 만들어준다.

알맞은 체형은 튼튼하고 건강하며 균형이 잡히고 자세가 올바르며 몸의 각 부분이 적절하게 조화를 이루는 것이 가장 이상적이다. 몸이 움직일 때는 주로 어깨, 허리, 허벅다리, 무릎, 발목 관절에서 움직임이 이루어지는데, 이와 같은 관절의 둘레에는 모두 근육이 분포하고 있다. 똑바로 서 있는 자세를 유지하기 위하여 인체의 등, 엉덩이, 허벅지 앞쪽 및 종아리의 뒤쪽에 붙은 근육은 모두 두껍고, 이러한 근육들은 서로 힘을 맞서 겨루고 앞뒤로 끌어당겨 척추, 골반, 무릎이 쭉 펴져 꼿꼿하도록 지탱하면서 안정된 균형을 이루고 있다. 운동은 지방질을 없애줄 뿐만 아니라 근육의 힘을 길러주기도 한다.

키는 비록 유전적인 요인의 영향을 크게 받지만 연구에 따르면 후천적인 요인의 영향이 약 25%를 차지한다고 한다. 체중, 가슴둘레, 엉덩이둘레 및 기타 신체의 체격 조건과 기능도 후천적으로 다듬어질 가능성이 약 50~70%를 차지하는 것으로 밝혀졌다. 평소 운동을 꾸준히 한다면 성장하는 청소년(선천적으로 키가 작은 경우를 포함)의 키를 키우는 데 긍정적인 효과가 있고, 아울러 근육 및 장부를 튼튼하고 건강하게 다져주어 인체의 생리 기능을 높이는 데도 중요한 영향을 미친다.

2) 방법

● 動과 靜을 잘 조화시킨다.

운동 건강관리법의 원칙은 動과 靜을 잘 조화시키는 것이다. 한의학과 중의학의 건강관리법에는 "宜動"과 "宜靜"이라는 두 가지 건강관리의 관점이 있었는데, 이 두 관점은 모두 道家에서 비롯되었다. 孫思邈(손사막)은 "지나치게 움직이거나 가만히 있는 것은 알맞지 않다(惟無多無少, 畿道矣)"라고 주장한다. 즉 너무 지나치게 움직이거나 가만히 있는 것은 모두 알맞지 않다고 하였다. 朱丹溪(주단계)는 "하늘은 생물을 주관하므로 항상 움직임에 있으니, 사람도 이것의 법칙으로 생겨나니 역시 움직임에 있다(天主生物, 故恒於動; 人有此生, 亦恒於動)"고 하여 자연계의 규칙은 "動"이 많고 "靜"이 적다고 하였다. 動은 陽이고, 靜은 陰이며 모든 사물이 움직이면서 발전하는 것은 陽을 이끌어주는 것이므로 항상 "陽動"의 상태에 놓여져 있다고 하였다. 운동 건강관리법은 자연스럽게 운동하는 것이 가장 중요하며 동시에 호흡 조절(調息) 및 마음 관리(調心)를 한다. 이외에도 침착하고 잡념을 떨쳐버리며, 정신과 육체를 잘 조화시켜 밖으로는 움직임을, 안으로는 안정을 통해 動과 靜이 잘 조화되는 것을 운동 건강법의 원칙으로 한다.

● 적절한 운동량을 지킨다.

운동 건강법에서는 운동량이 적절해야 한다. 운동량은 곧 몸을 움직일 때 인체가 생리적으로 감당할 만한 정도를 가리키는 것이다. 운동량의 측정은 흔히 운동할 때의 호흡, 심박동, 맥박, 산소 소모량 등을 기준으로 삼게 된다. 맥박 및 심박동으로 운동량을 측정할 때 운동량이 클수록 심박동 및 맥박은 빠르기 마련이다. 운동량은 대체로 정상적인 성인의 경우 심박동 또는 맥박이 1분 내에 140회까지 빨라지고 노인의 경우 120회까지 빨라지는 것이 적절하다.

매일 한두 차례 운동을 하고 매번 운동시간을 20~40분 정도로 하는 것이 가장 적합하다. 운동하기 전에 먼저 1분 동안의 맥박 수를 측정하고 나서 운동을 마치고 다시 한번 측정하는데, 만약 운동량이 적절할 때 건강한 노인의 경우 운동한 뒤의 심박동 수가 가장 빠르더라도 170에서 나이를 뺀 숫자를 넘지 않아야 한다. 예를 들어 나이가 60세인 경우 운동을 하고 난 뒤의 심박동 수가 가장 빠르더라도 1분에 110회를 넘어서는 안 되는 것이다. 아울러 빨라진 심박동 수가 1시간 안에 정상으로 회복될 수 있어야 한다. 이와 같은 정도의 심박동 수는 나이든 사람의 몸속 산소 수요량과 소모량 사이의 평형을 나타내기 때문에 가장 적절하다고 여겨지는 것이다.

운동을 하고 나서 식욕이 늘거나, 잠을 잘 자거나, 마음이 가벼워지거나, 활기에 차는 정도의 운동량은 좋다. 이는 動과 靜이 잘 어우러져 운동량이 적절하다고 말할 수 있다. 반대로 운동을 하고 나서 식욕이 떨어지고, 머리가 맑지 못하며, 통증이 오거나 피곤이 풀리지 않고, 땀을 많이 흘리며, 나른한 것 등은 운동량이 과하다는 것이므로 줄여야 한다. 만약 운동량을 줄인 뒤에도 여전히 이와 같은 증상들이 남아 있고, 오래도록 피로를 느끼면 건강검진을 받는 것이 좋다.

● 운동은 아침에 하는 게 좋다.

운동을 하는 시간은 대체로 이른 아침이 가장 좋다. 식사 전에 운동을 하는 경우는 30분 동안 쉬고 나서 밥을 먹어야 하며, 식사 후인 경우 적어도 1시간 반 정도 쉬고 나서 운동을 해야 한다. 운동을 하고 난 뒤에 지나치게 흥분되어 잠을 제대로 이루지 못하는 경우가 없도록 운동을 잠들기 2시간 전에 끝내야 한다. 아침의 맑은 공기를 들이마시면서 운동을 하면 밤에 움직이지 않았던 팔다리를 풀어주어 하루의 활동에 대비하는 효과도 있다.

● 체질, 시간, 장소에 따라 다르게 한다.

운동은 체질, 시간, 장소에 따라 알맞게 조절해서 해야 한다. 사람마다 자신의 신체 조건, 나이, 체질에 맞추어 운동량을 정하고 몸에 맞는 운동 방법을 골라 평소에 꾸준히 해야 한다. 만성 질환을 앓고 있는 경우 몇 가지 자신의 질병에 적합한 운동 방법을 골라 치료 목적으로 집중적인 운동을 할 수도 있고 조금씩 운동 방법을 바꾸거나 운동량을 늘릴 수 있다. 반복해서 운동량을 늘리므로 더 좋은 효과를 얻을 수 있다. 자신에게 가장 알맞은 운동을 골라 하듯이 아침 시간에 운동하는 게 원칙이지만 사람에 따라서는 저녁에 운동을 하기 좋아하는 경우도 있다. 역시 개개인의 습관에 따르면 된다. 달리기 등은 아무런 운동기구가 필요하지 않고 특정한 장소에서만 해야 하는 것도 아니므로 공원,

광장, 길, 공터, 집 앞, 복도 등 어디에서나 가능하다. 물론 밖으로 나가 숲이 우거진 곳에서 맑은 공기를 마시며 운동을 하면 더욱 좋다.

6

결혼 건강관리법

결혼은 인간의 건강과 안녕, 질병 등 삶에 깊은 영향을 준다. 행복한 결혼은 결혼 전에 비해 더 건강하게 한다. 그러나 불행한 결혼 생활은 흡연이 신체에 일으키는 변화와 비슷할 정도로 건강에 나쁜 영향을 준다. 결혼의 양면성이지만 결혼이 건강에 미치는 영향이 생각보다 크다는 것을 알 수 있다.

결혼은 인륜지대사이다. 당사자든 가족이든 결혼은 인생에서 큰 사건이다. 결혼 전에는 모든 것을 혼자 결정하고 자신 중심의 삶을 살지만 결혼 뒤에는 둘이 상의하거나 상대방이 결정한 것을 따라야 한다. 또한 결혼과 동시에 다양한 새로운 가족들이 생기고 이들과의 관계는 쉽지 않다. 특히 이러한 일들이 잠시로 끝나는 게 아니라 장기간, 죽을 때까지 이어진다. 혹시라도 부부나 가족관계가 불편하기라도 하면 큰일이다. 참고 살아야 하기 때문이다. 이처럼 결혼은 부부관계나 새로운 가족관계로 시작되지만 각자의 모든 삶과 인생에도 영향을 미치게 된다. 따라서 결혼은 중요한 의학의 문제이고 건강, 질병과 큰 관련이 있다.

1) 인체에 미치는 영향

● 평균수명과 체중 등과 관련이 있다.

결혼하면 삶이 달라진다. 당연히 건강에도 큰 영향을 미친다. 캐나다 연구에 의하면 결혼한 사람은 결혼하지 않은 사람보다 남자는 7년, 여자는 3년 더 오래 산다. 결혼한 사람은 모든 연령대에서 결혼하지 않은 사람보다 사망할 확률이 낮다. 네덜란드에서 20여 가지 사망 원인을 분석한 결과, 사고나 살인에서 암에 이르기까지 거의 모든 부분에서 결혼하지 않은 사람의 사망 위험이 결혼한 사람보다 높았다. 또한 결혼한 사람은 결혼하지 않은 사람에 비해 과체중일 확률이 높다. 핀란드에서 6년 동안 진행된 연구 결과에 따르면 결혼한 사람들은 체중이 늘어난 반면에 배우자와 사별한 사람들은 체중이 줄었다. 미국의 연구에서도 결혼 후 체중이 늘고 이혼했을 때 체중이 줄어든 것으로 나타났다.

● 성관계, 재산 등 삶의 질이나 방향에 크게 영향을 미친다.

여성은 결혼하면 가사노동 시간이 70% 늘어난다. 반면에 남성은 결혼하면 가사노동이 12% 줄어든다. UN 자료에 의하면 캐나다, 호주, 스웨덴 남성은 미국 남성보다 집안일을 조금 더 했다. 한국과 일본 남성이 집안일을 가장 적게 했고 리트비아 남성이 가장 많이 했다. 부부는 독신보다 성관계를 자주 했다. 부부는 1년에 평균 66회의 성관계를 하는데 미혼자는 연 59회, 이혼한 사람은 연 56회의 성관계를 했다. 특히 결혼 생활이 행복하다고 말한 부부는 74회였다. 또한 결혼하면 재산을 더 빨리 모을 수 있다. 15년 동안 기혼자와 독신자 9,055명의 재산 증가를 비교한 결과 결혼한 사람들의 재산은 독신을 유지한 사람들에 비해 훨씬 많이 늘어났다. 단순히 결혼하기만 해도 해마다 재산이 평균 4% 증가한다는 연구 결과가 있다. 결혼한 사람들은 집회에 참가하거나 서명 운동에 동참하는 등의 정치적 활동을 덜 한다. 부부는 배우자나 자녀, 즉 가족에게만 집중하는 경향이 있고 이웃과 교류하거나 친구에게 도움을 줄 가능성도 더 낮은 것으로 나타났다.

2) 방법

이처럼 결혼은 의학적으로 볼 때 매우 중요한 의료행위 중의 하나이다. 결혼 생활의 행복과 불행, 만족과 불만족의 정도에 따라 건강이나 질병 발생에 큰 영향을 미치기 때문이다. 당연히 결혼 생활이 행복하고 만족한 삶일수록 더 건강할 수 있다.

● 가치관, 인생관이 같은 사람과 결혼한다.

결혼은 40, 50년간의 긴 사랑이다. 짧은 사랑의 연애와는 전혀 다르다. 연애에서는 서로 다르거나 차이가 나도 큰 문제가 없다. 기간이 짧기도 하고 오직 사랑하는 마음만 있으면 되기 때문이다. 그러나 결혼은 다르다. 사랑하는 마음은 기본이다. 그러나 사랑은 절대적이지 않다. 사랑이라는 것은 여러 환경이나 상황에 따라 생기기도 하고 사라지기도 하기 때문이다. 사랑 이외에 더 중요한 요소들이 많다. 결혼 생활은 인생의 가치관, 철학 및 목표, 생활습관 등 서로가 일치되는 요소들이 매우 많을수록 좋다. 이들이 크게 다르면 장기간 맞추면서 살아야 하는데 우선 맞추면서 사는 게 힘들다. 살면서 평소에는 큰 문제가 없겠지만 이런저런 문제나 시련이 있을 때 서로 힘을 합해 감내하고 극복하기가 어려울 수 있다. 연애는 사랑만 있으면 되지만 결혼은 사랑 이외의 많은 게 있어야 한다. 이것이 짧은 사랑과 긴 사랑의 차이점이다. 그러나 상당수의 짝들은 이것을 소홀히 하거나 잘못 알고 있다. 결혼 전에 반드시 확인, 체크할 요소이다. 결혼해서 행복하게 사는 선배 부부들의 공통점을 알아보거나 충고를 들어보라.

● 차이를 인정하고 존중해야 한다.

결혼 과정에서 서로의 가치관, 철학 등 인생관을 맞추어 결혼한다고 해도 모두 같을 수는 없다. 특히 남녀 간 생물·생리학적 차이나 이미 몸속에 박혀 있는 유전자 등은 다를 수밖에 없다. 이미 결혼했다면 이러한 차이를 극복하거나 이겨내야 한다.

미국의 유명 저널리스트 제마 하틀러(《남자들은 항상 나를 잔소리하게 만든다》의 저자)는 남편에게 어머니날 선물로 청소업체를 불러달라고 했다. 제마 하틀러가 남편에게 바라는 것은 페이스북에 "어느 청소업체가 좋으냐"란 질문을 올리고 친구들에게 추천을 받아 몇 군데 전화를 거는 감정노동을 해주는 것이었다. 그런데 남편은 딱 한 군데 전화를 걸어보더니 '너무 비싸다'며 청소를 자신이 하겠다고 했다. 남편은 어머니날에 목걸이를 선물했고 대신에 화장실을 변신시키겠다며 집안을 난장판으로 만들었다. 저자는 이날의 경험을 두고 잡지에 "여자들은 잔소리하려 하는 게 아니다. 그저 지긋지긋할 뿐"이란 칼럼을 썼는데 반응이 엄청났다. 이 사건의 핵심은 '남녀 간 감정노동의 불균형'이다. 여자는 남편에게 힘을 쓰지 말고 신경을 써주었으면 하는 것이었다. 서로 간에 원하는 게 전혀 달랐고 불일치했다.

부부 전선에 큰 이상이 있으면 안 된다. 부부간 싸움과 갈등의 원인도 남녀 간에 큰 차이가 있다. 남편은 성생활>돈>여가>육아>술>가사

순이었으나 아내는 육아>가사>돈>여가>술>성생활 순으로 서로가 크게 달랐다.

이처럼 남녀는 유전적, 생물학적, 본능적으로 서로 차이가 크다. 결혼하려거나 이미 결혼했다면 이러한 차이를 인식하고 이해하며 적극 받아들여야 한다. 이는 남녀 간의 본능적, 원초적 차이에 기인하기 때문에 모든 부부의 문제이니 극복해야 한다.

결혼의 행복과 기대를 위해 서로 각자의 입장이나 주장을 조금씩 내려놓거나 상대방 입장에서 이해하려는 게 반드시 필요하다. 결혼은 서로의 삶에 돌진하지 않고 신뢰하며 끊임없이 노력하는 것이다. 한때의 낭만적인 사랑이 좋은 결혼 생활을 보장하리라는 환상은 버려야 한다. 결혼 생활의 가장 중요한 덕목은 상대방의 모든 것을 인정하고 존중(존경)하는 것이다. 그리고 더욱 더 중요한 것은 이를 위해 끊임없이 확인하고 노력하는 것이다.

● 자아 표현, 자신의 삶을 포기하지 않는다.

결혼으로 얻어지는 좋은 것도 많지만 동시에 잃거나 어렵고 힘든 것도 있다. 결혼은 얻는 것과 잃는 것, 좋은 것과 어렵고 힘든 것이 동시에 발생하는 행위이다. 결국 결혼은 선택의 문제이다. 좋은 게 더 많고 얻어지는 게 더 많다고 판단되면 결혼할 수 있고 반대면 결혼하지 않을 수 있다. 요즘 상당수의 한국 젊은이들은 힘들고, 어렵고, 불편하고, 포기해야 할 게 많다고 여겨 결혼을 미루거나 하지 않는다. 결혼이 자신의 꿈과 이상, 기대 등을 포기해야 하는 것이라면 결혼하기 힘들 수 있다.

제임스 홀리스의 《남자로 산다는 것》이란 책은 무엇이 남자의 영혼을 잠식하는가를 주제로 하는데, 남성의 삶은 남성이라고 하는 성 역할에 대한 기대에 지배당한다고 말한다. 남성의 근원적인 공포는 타인이나 주변의 기대를 충족시키지 못할까 두려워하는 것, 그리고 물리적, 심리적 시련이라고 한다. 남자의 마음속은 남성이라는 성 역할에 충실해야 한다는 기대에 구속되고 지배되며 실패에 대한 공포에 의해 지배되며 내면의 아픔을 억압하는 등의 비밀이 있다는 것이다. 남자로 산다는 것은 쉽지 않다. 여성도 남자와 다르지 않다. 자신의 꿈을 아예 포기하거나 포기해야 하는 상황이 자주 있으며, 오직 자식이나 남편, 가정생활에 전념해야 한다. 자신의 꿈의 실현보다는 남편의 꿈의 실현을 통해 상당 부분 대리만족해야 함으로써 자존감의 문제나 슬픔이 있다. 자신(self)은 없고 남편과 자식을 통해 대리 투영되는 자신의 존재감에 대해 크게 행복해하거나 만족할 수는 없다.

그동안 철학, 문화, 역사, 종교 등에서 비롯된 이러한 구조적 틀 속에서도 각자 자신만의 표현 등을 통한 자신의 삶을 지키는 것은 중요하다. 내가 없는 삶은 의미 없는 삶이기 때문이다. 결혼은 각기 서로 존중, 존경되는 삶이어야 올바른 것이다. 배우자나 자식이 나를 발전시키리라 기대하는 것은 착각이다. 《괜찮은 결혼》. 에볼리 J 핀켈 지음)

7

성생활 건강관리법*

인간의 삶속에서 특히 성생활과 술은 세상을 움직이
는 강력한 힘이다. 육체적인 쾌락의 원천이다. 둘 다
공통적으로 중독의 가능성이 있다. 이 중 성생활은
우리가 죽을 때까지 중요하다. 성생활은 인간의 본능

으로 생리 활동이고 동시에 일종의 사회현상이다. 또한 남녀 간에 극한 친밀
감으로 가는 다리와 같다. 성생활은 인간의 생리적 욕구이자 후대 생산을 위
한 번식 욕구이다. 후대 생산, 물질생활과 정신생활이 동시에 일어나는 인간
의 3대 생활이다. 성생활은 사회, 문화, 생리, 심리 분야까지 영향을 미쳐 그
범위가 복잡하고 매우 넓다. 또한 성생활은 건강관리와 질병 예방에 중요한
구성요소로 성 지식 및 건강관리법을 파악하여 인간의 성적 신비감과 잘못
된 인식을 해소하면 심신의 건강에 도움이 되고 건강관리에 유익하다. 적당
하고 적절한 성생활은 심신의 건강에 좋지만 지나치면 도리어 질병을 일으키
고 건강을 손상시켜 생명을 잃을 수도 있다. 그래서 무절제한 성행위는 피해
야 한다.

1) 인체에 미치는 영향

● 건강 유지에 반드시 필요하다.

남녀가 성년이 되어 사랑을 하고 결혼해서 성행위를 하는 것은 남녀, 부부간에 일어나는 하나의 자연적이고 건강한 행위이다. 성생활은 생리 욕구이고 정신 및 심리적 건강을 유지 하는 중요 요소이다. 孟子는 인간의 본능을 食, 色, 性也라 했으며,《禮記》에서는 "식욕과 성욕은 인간의 근본적인 욕망이고 죽음과 가난은 인간이 혐오하는 것이다(飮食男女, 人之大欲存焉 死之貪苦 人之大惡存焉)"라고 하였다. 성생활과 식사는 인간 생활 중 가장 중요한 필요 요소이고 인간의 본성이다. 인간이 성생활을 하지 않으면 요절하며, 잘못된 것을 피하고 음양의 기술을 얻으면 불사(不死)의 道가 된다. 장기간 금욕하면 신체에 위해하다. 남녀가 교접하지 않으면 여러 병이 발생해 요절한다.

● 질병 예방에 도움을 준다.

남녀, 부부간의 어떤 질병은 성생활로 예방하고 치료할 수 있다.《素女經》에서는 성생활의 道를 깨닫고 이를 따르면 남자는 쇠하지 않고 여자는 모든 병이 낫는다고 하였다. 성생활은 일정한 법칙에 따라야 한다는 설명으로, 건강과 질병 예방에 직접적으로 영향을 미친다는 것이다. 성생활의 道에 "七損八益"이 있는데 성생활 시 여덟 가지를 활용하고 일곱 가지를 버리면 질병이 없어진다는 이론이다. 여덟 가지 해야 할 것은 성생활 시 사정하지 않으면 음양이 조화되고, 정신이 맑아지며, 경맥(經脈)이 잘 소통되고, 근육이 강해지며, 골격이 충실해지고, 관절이 유연해지는 등의 효과가 있다. 아울러 여자는 자궁출혈, 생식기가 냉(冷)한 증상, 폐경, 월경불순과 생식기 염증 등이 낫는다. 일곱 가지 해로운 것은 유정, 조루, 기혈쇠약, 경맥이 흐르지 않는 것, 체력 손상, 뼈와 관절 손상 등으로 이를 하지 않으면 질병이 사라진다. 올바른 성생활은 질병을 치료하고 氣를 더할 수 있다.

2) 방법

● 성욕을 절제한다.

한의학과 중의학에서는 節慾保精(절욕보정)이라고 하는데, 이는 성욕을 절제하여 精(정액 등의 몸을 이루는 기초물질)을 잃지 않도록 하는 것을 말한다. 즉 욕망을 함부로 좇아서는 안 된다는 뜻이다. 방종하면 精을 포함해 몸을 이루는 중요 물질이 소진되고 精이 소진되면 眞氣가 흩어진다. 精을 지키면 氣가 생성되고, 氣는 神을 生하게 하니 營衛도 여기에서 비롯된다. 그러므로 건강관리를 잘하는 자는 그 精을 귀하게 여긴다. 精이 가득 차면 氣가 왕성해지고, 氣가 왕성해지면 神이 온전해지며, 神이 온전하면 신체가 건강해지고, 신체가 건강하면 질병이 사라진다. 神氣가 견고하고 강하면 비록 늙더라도 날로 건강해지니, 이 모두가 精에 근본을 둔다.

● 心神 수양이 필요하다.

마음(心)은 君火(성욕을 절제하려는 마음)로서 神을 저장하는데, 이를 지켜 마음과 정신이 편안하면 陰精(정액 등의 몸을 이루는 기초물질)이 固密(고밀)해진다. 만약 마음과 정신이 외부 자극에 의해 손상되면 火가 내부에서 動하여 君火가 相火(성행위를 하고 싶은 마음)를 動하게 만들고, 相火가 함부로 動하면 쉽게 陰精이 소모된다. 그러므로 節慾保精에 있어서 우선 心神을 수양해야 한다.

《格致餘論(격치여론)》에서는 "封藏(저장)을 주관하는 것은 腎이고 疏泄(배설)을 주관하는 것은 肝이다. 이 두 臟은 모두 相火로서 心과 서로 통한다. 心은 君火이며 外物(여자 등 섹스 상대)에 접촉되면 쉽게 動한다. 心이 動하면 相火 역시 動하는데, 그 결과 精이 저절로 흩어지고 相火도 이와 함께 일어나게 된다. 이렇게 되면 성행위를 하지 않더라도 흘러나온다. 그러므로 성현들은 사람들에게 다만 心을 收養할 것을 가르쳤으니, 그 뜻이 매우 심오하다"고 하였다. 張介賓(장개빈) 역시 《類經》에서 "사람들은 그저 禁慾만을 건강관리법으로 삼을 따름이지, 心이 망동하면 氣가 흩어지고 氣가 흩어지면 精이 사라진다는 것은 전혀 모른다"고 하였다. 석가모니는 戒慾에 대하여 다음과 같이 말하였다. "女色을 끊는 것은 마음을 끊는 것만 못하다. 이 말은 성욕을 절제하는 요체를 깊게 이해한 것으로, 또한 건강관리의 입문에 있어 좋은 조언이다"고 하여 心神收養의 중요성을 강조하였다.

● 성생활에 절도가 있어야 한다.

건강을 자만하여 성생활을 함부로 하는 것은 정액을 손상시킬 뿐이다. 《千金要方》에서는 "무릇 건강관리를 잘하려면 성생활이 잦다고 느껴질 때 반드시 삼가고 참아야 하며, 마음 내키는 대로 하면 안 된다. 한 번 억제하면 한 번 火가 꺼지고, 한 번 精이 증가되며, 억제하지 못하고 정욕에 따라 사정해버리면 火는 장차 꺼지겠지만 그 精은 소모되니 어찌 자신을 단단히 지킨다고 할 수 있겠는가! 늙어 병든 사람은 필시 젊어서 이러한 이치를 몰랐거나 알았다 하더라도 믿고 행하지 않았기 때문이니, 이제 늙어 그 이치를 깨달았다 한들 이미 늦어 날로 병색만 짙어 가는구나!"라고 하였다.

특히 노인은 성욕을 더욱 삼가야 한다. 역대 의가들은 60세가 지나면 성욕을 끊고 성생활을 하지 말아야 한다고 주장하였다. 《壽世保元》에서는 "나이가 많은 사람은 血氣가 약하므로, 비록 陽氣가 盛해질 때라 하더라도 반드시 삼가고 참는 마음을 지녀야 한다"고 하였으며, 《老老恒言》에서는 "노년에 성욕을 끊는 일은 자연적인 이치이다"라고 하였다. 그러나 노년에 성행위를 반드시 금해야 하는 것은 아니며, 건강한 사람이라면 억지로 성욕을 억제할 필요는 없다고 하였다.

● 평소 陽氣를 키운다.

固精益腎(고정익신)으로 陰精을 지키고 腎氣를 기르며 精力을 키우는 방법이다. 《三元參贊延壽書》에서는 "聖人은 성생활의 道를 끊지 않고, 단지 단단하게 지키는 것을 귀하게 여김으로써 眞氣를 지킨다"고 하였다. 양기를 기르는 방법으로 음식, 약물, 침구, 기공, 안마 등 많은 종류가 있는데 모두 精을 기르고 腎을 튼튼히 하는 데 그 목적이 있다. 여기에서는 간단한 방법을 몇 가지 소개한다. 남자의 경우 소변을 볼 때 발끝에 힘을 주고 체중을 실어 꼿꼿이 서며, 여자의 경우에도 쪼그려 앉은 상태에서 발끝에 체중을 실은 뒤 긴장을 풀지 말고 어금니를 꽉 문 채 온힘을 다해 곧바로 소변을 본다.

취침 전에 옆으로 누워 고환을 사타구니 사이에 감추고 두 다리로 고환을 꾸준히 조여주고 따뜻하게 하는 방법으로 오랫동안 계속하면 효과가 있다. 항문을 수축시키는 방법은 언제 어디서나 가능하다. 마음을 안정시키고 의식을 집중하여 두 눈을 가볍게 감은 뒤 천천히 항문을 수축시킨다. 그리고 다시 점차 이완시킨다. 이와 같은 요령으로 수축과 이완을 반복하면서 매회 2~3분 동안 지속한다. 이를 꾸준히 하면 남녀 모두 정력을 증강시킬 수 있다. 취침 전에 손으로 고환을 가볍게 마찰해서 따뜻해지면 고환을 끌어올리거나 아래로 밀어낸다. 이때 음경이 발기하면 잠시 멈추었다가 위축되면 다시 반복하되 점차 힘을 가하면서 매번 5분 동안 지속한다. 이를 꾸준히 지속하면 정력이 왕성해진다.

● 금욕해서는 안 된다.

성생활은 정상적인 생리 욕구이므로 무절제해도 안 되지만 억지로 참아서도 안 되므로 적절한 정도를 지켜야 한다. 《醫方類聚》에서는 "성생활은 사람을 죽일 수도 있고 살릴 수도 있으므로 그 방법을 알고 응용할 수 있는 사람은 건강을 관리할 수 있으며, 그렇지 못한 사람은 바로 죽음에 이르게 된다"고 하여 성생활할 때 그 적절한 정도(度)를 파악하는 것이 매우 중요하다고 설명하였다. 성생활을 하되 끊어서는 안 된다는 의미이다. 《三元參贊延壽書》에서는 "陰陽이 조화되지 않는 것은 봄은 있으나 가을이 없고, 겨울은 있으나 여름이 없는 것과 같다. 그러므로 이 두 가지를 조화시키는 것이 중요하다"고 하였다. 《抱朴子內篇》에서는 "사람은 성생활(陰陽)을 모두 끊어서는 안 된다. 남녀가 교합하지 않으면 병이 많아지고 장수하지 못한다. 그러나 방종하면 역시 수명에 해를 끼친다. 오직 그 적절함을 얻어야만 손상을 입지 않을 수 있다"고 하였다.

● 적절한 횟수가 중요하다.

일반적으로 정상적인 섹스 횟수는 연령에 따라 다르다. 한의학과 중의학에서는 40세가 지나면 양기가 반으로 줄어들고 腎氣가 약해진다고 보아 섹스 횟수를 줄여 腎精(정액)을 지키고 腎氣(양기)를 길러야 한다고 한다. 이에 대해 《千金要方》에서는 "사람의 나이가 20세이면 4일에 한 번, 30세이면 8일에 한 번, 40세이면 16일에 한 번, 50세이면 20일에 한 번 섹스하며, 60세가 지나면 섹스하지 않는다"고 하였다. 《古今醫統(고금의통)》에서는 "장수의 요체는 성생활에 있다. 이를 깨달은 자는 장수하고 병을 다스릴 수 있으며, 스스로를 해치지 않게 할 수 있다. 어리석은 이는 욕망에 따라 방종하여 수명을 해치니, 이 모두가 節度에 있는 것이다. 여기서는 20세에는 2일에 한 번, 20세 이후에는 3일에 한 번, 30세 이후에는 10일에 한 번, 40세 이후에는 한 달에 한 번, 50세 이후에는 3개월에 한 번, 60세에는 7개월에 한 번 섹스하고 그 이후로는 세속과 인연을 끊고 은거해야 한다"고 하였다. 《古今醫統》에서 주장한 섹스 횟수가 비록 《千金要方》과 다소 차이가 있지만 연령에 따라 섹스의 횟수를 달리하도록 주장하는 것은 같다.

섹스의 횟수는 반드시 연령에만 구속되는 것이 아니라 체질과 정력도 고려해야 한다. 만약 체질이 튼튼하고 정력이 왕성하다면 증가시켜도 무방하다. 이에 대하여 孫思邈(손사막)은 "정력이 남들보다 왕성한 사람이면 나이에 연연하여 억지로 참아서는 안 된다. 오래도록 사정하지 않으면 종기가 생기게 된다"고 하였다. 만약 체질이 약하고 정력이 약하다면 위의 횟수보다 적게 하여 精氣를 손상시키지 않도록 한다. 또한 신체가 더욱 약한 자는 더욱 삼가야 한다.

일반적으로 섹스의 횟수는 체질, 연령, 정서, 환경 등의 여러 요소와 관계가 있으므로 그 표준 횟수를 규정짓기는 어렵다. 청장년은 매주 1~2회의 섹스가 적당한데 적절한 섹스는 긴장을 줄이고 정서를 유지하면서 만족감을 주는 동시에 건강에 도움을 준다. 성생활이 적정한지 과도한지의 여부를 판단하는 기준은 성관계 후 다음날 정신적으로 만족감을 느끼는지, 심신이 유쾌한지의 여부에 있다. 만약 피로하거나 정신이 산란하고 집중력이 떨어지며 허리와 무릎이 시리고 아프다면 과도한 것이다.

● 섹스는 적절한 시간, 시기가 있다.

섹스 시기를 자연의 春生, 夏長, 秋收, 冬藏의 변화에 상응하게 함으로써 건강하고 장수하도록 하는 방법을 말한다. 섹스도 역시 생명 활동의 하나로 자연계의 변화에 영향을 받으므로 시기를 잘 파악하여 적절하게 조절한다면 건강에 유익하다.

《醫心方》에서는 "봄에는 3일에 한 번 섹스하고 여름과 가을에는 한 달에 한 번 섹스하며 겨울에는 섹스하지 않는다. 무릇 자연에서 겨울에 그 陽을 閉藏하면 사람 역시 이에 상응해야 한다. 겨울의 한 번 섹스는 봄에 백 번의 섹스를 한 것과 같다"고 하여, 春生, 夏長, 秋收, 冬藏의 자연 규율에 근거하여 섹스를 조절할 것을 주장하였다. 이는 하루 중에도 섹스의 시기가 있음을 말한 것으로 하루 중에는 반드시 絪蘊(기운이 쌓이는)의 시간이 있기 마련인데, 이 시간 동안 氣가 뜨겁게 발산되어 정신이 혼미하고 답답해지며 섹스하고픈 욕망이 강렬해지는 상태일 때가 섹스의 가장 좋은 시간이라고 여겼다. 《妙一齊醫學正印種子篇(묘일제 의학정인종자편)》에서는 "양기는 子時에 이르러 興하게 되니, 인체의 氣가 天地의 氣와 서로 통하기 때문이다"고 하였으며, 孫思邈은 "한밤중에 섹스하면 건강하고 현명한 자식을 낳는다"고 하였다.

● 이런 때는 금해야 한다.

특정한 상황이나 환경에서는 섹스를 금하거나 신중하게 함으로써 질병 발생을 예방하는 방법을 말한다. 예를 들면 먼 여행으로 피로해졌거나, 배불리 먹었거나, 술에 취했거나, 지나치게 기쁘거나, 지나치게 화났

거나, 감염병이 말끔히 낫지 않았거나, 여자가 월경 중이거나 출산 직후
인 경우에 성생활을 해서는 안 된다.

8

오염 환경에서 건강관리법*

자연환경은 지리, 기후환경을 포함하는데, 토양, 지세(地勢), 공기, 수분, 식물, 동물 등이 여기에 속한다. 환경과 사람의 건강은 서로 밀접하게 관련되어 있다.

환경건강관리법은 자연환경에서 건강에 이로운 요소를 이용하고 건강에 불리한 요소를 제거함으로써 인체의 건강을 보장하고 질병을 예방하는 방법이다.

오래 전부터 장수할 수 있는 환경은 지세가 높은 곳은 추워 생장발육이 상대적으로 늦으므로 그 수명 역시 상대적으로 길고, 지세가 낮은 곳은 기후가 무더워 생장발육이 상대적으로 빠르므로 그 수명 역시 상대적으로 짧다고 하였다. 건강관리를 잘하려면 각자의 체질과 질병의 성질에 근거하여 거처를 선택해야 한다고 강조하였다.

1) 미세먼지 피해 최소화 하기

(1) 미세먼지의 건강피해

스트레스는 만병의 근원이라고 하지만 최근 만병의 근원이 하나 더 늘었다. 공기오염 중 미세먼지이다. 미세먼지는 우리 몸이 '종합병원'이 될 수 있을 정도로 다양한, 거의 모든 병을 일으키거나 악화시킨다. 앞으로도 더 많은 질병이 발생하거나 기존의 병이 악화될 가능성이 있다.

미세먼지로 발생 또는 악화되는 질병

기관	질병
호흡기관 질환	천식, 기관지염, COPD
뇌신경 질환	뇌졸중, 치매, 진폐증, 우울증, 뇌 크기 감소
혈관성 질환	심장병, 고혈압, 심근경색
암	폐암, 유방암, 방광암
안이비인후과 질환	안구 손상, 축농증
신·방광질환	신부전
태아·소아기 질환	저체중아 출산, 조기 출산, 유산, 사산, 지능 감소
내분비계 질환	비만, 당뇨병
근골격계 질환	골다공증
생식기계 질환	불임(정자 손상)
기타	입원율 증가, 삶의 질 감소, 조기 사망

(2) 공기오염의 수준

미세먼지는 전 세계적인 현상이지만 국내의 미세먼지 농도는 다른 나라보다 높다. 국내 도시 중 서울이 가장 높다고 알고 있지만 반드시 그렇지는 않다. 오히려 인천, 포천, 평택 등 서울 주변이나 서해안 쪽의 도시들이 더 높다. 중국에 가깝고 주변에 전력발전소 등이 많기 때문이다. 미세먼지 문제는 국내뿐 아니라 중국, 인도, 멕시코, 브라질 등 지구촌의 문제이다.

미세먼지는 1년 중 봄, 겨울이 더 빈발하지만 한여름에도 발생하거나 농도가 높다. WHO나 각국의 미세먼지 권고농도는 다른데 WHO는 10μg/㎥, 미국과 일본 등의 선진국은 15μg/㎥, 한국은 25μg/㎥으로 높은 편이다. 한국은 2017년의 경우 권고치 이내였지만 2019년 한여름에 서울의 초미세먼지 농도가 55~57μg/㎥으로 권고치를 훨씬 넘어 평소보다 2~3배나 되었으며, 특히 인천시, 수원시는 57~74μg/㎥으로 매우 높다. 오존주의보도 2018년에는 489회, 2019년에만(7월 23일 기준) 벌써 443회로 2017년의 276회에 비해 2배 가까이 늘어났다. 한 시간 평균 오존 농도가 0.12ppm 이상이면 오존주의보가 발령된다. 2019년 7월에 벌써 443회인 것으로 볼 때 역대 최고치를 경신할 가능성이 높다. 국가 차원, 서울시 차원에서 대기질 개선을 위해 그동안 다양한 정책, 제도를 실시해오고 있지만 아직도 파리, 런던에 비해 오존 농도가 2배 정도 높다.

(3) 먼지 크기가 작을수록 치명적이다

먼지는 총 부유분진(크기에 상관없이 공기 중에 떠 있는 모든 먼지), 미세먼지(크기 10㎛ 이하, PM10), 초미세먼지(크기 2.5㎛ 이하, PM2.5), 극초미세먼지(크기 1.0㎛ 이하, PM1.0), 나노미세먼지(크기 0.5㎛ 이하, PM0.5)로 구분한다. 그동안 먼지는 크기에 상관없이 인체에 미치는 영향이 같을 것이라고 생각했으나 크기가 작을수록 훨씬 치명적이고 인체 내 축적이 심하다는 것이 알려지고 있다. 최근에는 측정 기술의 발달과 더불어 미세먼지보다 초미세먼지, 극초미세먼지의 인체 영향에 대한 연구가 한창이다. 아마도 앞으로는 나노미세먼지가 인체에 미치는 영향에 대한 연구가 진행될 것으로 예측된다.

미세먼지는 인체 내에서 각종 염증, 세포의 기능 파괴 등 산화 스트레스, 노화 등을 일으키는데, 특히 크기가 작은 미세먼지는 Nitrate, Sulfate, H^+, PAHS, Pb, Cd, Ni, V 등의 위해물질이 상대적으로 많이 함유되어 있어 화학적 조성이 크게 다른 것으로 알려지고 있다. 또한 인체의 깊숙한 곳인 폐포까지 노출될 확률이 커지는데, 폐포는 기관지나 기포와 다르게 노출된 먼지를 제거할 수 있는 해부학적 기능이 없다.

미세먼지는 코를 통해 기관지 및 호흡기, 혈관, 뇌까지 침투한다. 이런 이유는 눈으로는 전혀 보이지 않을 정도로 너무 작기 때문이다. 미세먼지는 기관지에서 걸러지지 않고 폐의 허파꽈리(폐포)까지 도달한다. 이곳을 통해 미세먼지는 혈관으로 침투한다. 몸에 들어온 미세먼지는 폐기관지뿐 아니라 혈관, 뇌신경계까지 침투한다. 놀라운 것은 흡입 1분 뒤에 혈액에 침투하고 미세먼지보다 초미세먼지가 체내에 더 멀리, 더 깊이 이동하며 더 많이 반응한다는 점이다.

(4) 건강한 숨쉬기

건강을 위해 당연히 미세먼지를 마시지 않아야 한다. 미세먼지를 적게 마시거나 마시지 않기 위해서는 다음과 같이 한다.

- 미세먼지가 심할 때는 외출을 삼간다.
- 외출해야 한다면 미세먼지를 걸러내는 기능이 있는 의약외품 표시와 KF80, KF94 표시가 있는 보건용 마스크를 착용한다.
- 차가 다니는 도로 근처에서 거주, 근무 등을 가능한 하지 않아야 한다. 미세먼지는 도시의 어느 곳이나 동일한 농도로 있는 게 아니고 차량이 많이

다니는 도로가 200m 이내에서 더 높다. 다른 곳에 비해 더 많다는 뜻이다. 또한 더 문제는 같은 농도의 미세먼지라도 도로의 미세먼지가 집안 미세먼지보다 건강에 3배 정도 더 해롭다. 도로가 200m 이내에서 임신하면 태어난 아이의 신경발달이 저하되어 도로에 가까울수록 인지발달, 동작 발달이 늦어지고 지능이 낮아지며, 저체중아 출산, 조기 출산, 사산이 증가된다. 디젤 자동차 배기가스 등의 이산화질소(NO_2), 미세먼지 등이 더욱 해롭다는 증거이다.

- 집안에서 요리 중이거나 요리 직후에 하루 3회 이상 환기한다.
- 집안에 공기청정 효과가 있는 녹색 식물을 기른다.
- 공기청정기를 사용한다.
- 전기 청소기 사용보다는 물청소를 한다.
- 특히 길이 넓고 차량 이동이 많은 도로가에서 운동하지 않는다. 도로가 없는 곳이나 멀리 떨어진 곳에서 운동해야 한다.

2) 생활 독성물질의 피해 최소화하기

인간은 얼마 전까지만 해도 오염되지 않은 자연인이었다. 자연에서 얻은 재료로만 먹고 자고 쓰고 했다. 인공적인 게 없었다. 인간의 삶 자체가 최근에는 너무 인위적, 인공적이다. 좋은 점도 많지만 인간의 건강에 많은 문제를 일으키는 게 문제이다. 인간이 만들어낸 합성물질이나 독성물질의 인체 영향이나 피해에 대한 이야기이다. 인간은 화학물질의 습격으로 매우 위험한 시대를 살고 있다. 일상의 편리함 속에 많은 화학물질이 숨어 있고 이들이 인체에 미치는 영향이 크다. 이제 불편을 선택하는 용기와 노력이 필요하다. 현재까지 등록된 화학물질은 무려 1억 3,700만 여 종이고 하루 동안 인간이 최대 200

여 종의 화학물질에 노출되는 것으로 알려지고 있다. 이러한 생활 화학물질의 건강 피해는 엄청나다.

(1) 현재 생활 속에서 노출되는 독성물질의 종류

영화표와 마켓에서 발행하는 영수증, 자주 먹는 캔 통조림과 물통에 사용하는 비스페놀 A, 포장용 랩과 종이컵 안쪽의 코팅제인 폴리에틸렌(PE), 휴대폰과 물컵의 단단한 플라스틱 폴리카보네이트(PC), 가볍고 투명한 페트병의 폴리에틸렌 텔레프탈레이트(PET), 식품용기의 코폴리에스테르(CP), 식품포장재나 장난감의 프탈레이트, 프라이팬과 자동차의 코팅제인 불소수지와 과불화화합물, 화장품이나 여성청결제 및 세정제의 파라벤, 호르몬과 유사한 효과가 있는 라벤더 오일, 새집증후군과 새차증후군의 주범인 휘발성 유기화합물(VOCs), 생리대, 수거함의 난연재, 잉크, 조미료(MSG), 1군 발암물질인 소세지와 햄, 굽거나 튀기면서 발생하는 미세먼지나 독성물질, 우리 몸에 차곡차곡 쌓이는 중금속 등은 매우 적은 농도이지만 거의 대부분이 일상 속에서 누구나 반드시 노출되는 화학물질들이다. 살면서 한두 번 정도로 노출되거나 흡입한다면 문제가 안 되지만 살아 있는 한 계속 인체에 들어오기 때문에 인체 내에 계속 축적된다.

이중에서도 대표적인 환경호르몬인 비스페놀 A, 생활의 편리함을 주는 페트병과 플라스틱용기, 생활 속의 가소제나 불소수지 제품들, 립스틱이나 화장품, 향수, 샴푸, 세제, 공기 중에서 건강을 위협하는 각종 유해물질들, 그리고 우리가 먹는 음식 속에 들어 있는 식품첨가물이나 조미료들이 모두 생활 주변에 있는 환경 독성물질이며, 동시에 거의 피할 수 없는 것들이다. 이들은 인간의 생태계를 무너뜨릴 뿐 아니라 각종 질병의 발생이나 악화, 생식 능력 저하, 발달장애와 정신질환의 원인이고 후손에게 대물림된다.

(2) 생활 독성물질과 건강

● 안전용량이 없다.

최소용량으로도 인체에 피해를 미친다는 뜻이다. 환경 오염물질의 문제는 21세기의 새롭고 심각한 보건의료 문제 중 하나이다. 현재까지 알려진 건강 문제는 여성 불임, 남성 정자 형성 장애와 감소, 남성 불임, 유산과 조산, 남성의 여성화와 여성의 남성화, 성조숙증, 조기 사춘기, 발달장애, 후천적 인지장애, 정신질환, 고혈압 및 대사장애, 비만과 각종 성인병, 생식기 이상과 성비의 불균형, 생식 능력 저하, 기형 증가, 유방암, 전립선암, 갑상선암 등의 호르몬 관련 암 등이다. 심각한 문제는 이러한 화학물질들이 자손들에게 태아기에 탯줄이나 생후 모유를 통해 대물림된다는 것이다. 4대 후손까지 대물림된다는 것이 확인되었다. 현대인의 상당수 만성 질환, 특히 난치불치성 질환은 대부분 환경 오염물질이 원인이며, 이 중에서도 환경 화학물질이다. 이들 환경 오염물질은 최소용량으로도 이러한 영향을 미치기 때문에 이 정도는 괜찮다는 안전농도가 없으며 각 물질의 허용농도가 무의미하다. 한 번의 노출, 최소한의 노출로도 건강에 문제가 된다는 의미이다.

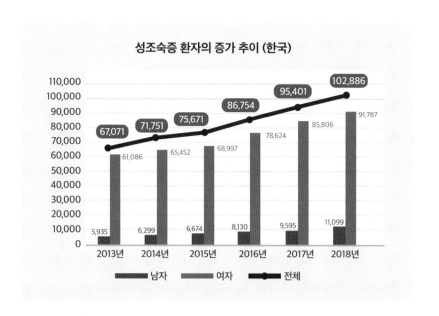

성조숙증 환자의 증가 추이 (한국)

- 남자 ━━ 여자 ━●━ 전체

(3) 독성물질과 인체 반응기전

인간은 지난 수백만 년 동안 자연친화적 삶을 살아왔다. 자연친화적 삶이란 인간이 쓰고 먹고 마시고 하는 모든 것이 자연계에서 생산된 것이고 자연 그대로의 것이란 뜻이다. 그러나 최근 200~300년 동안 합성 기술 등의 발달로 이전에 없던 새로운 물질들이 생산되어왔고 이렇게 생산된 물질들은 대부분이 생활의 편리, 미용 등의 생활용품으로 사용되고 있다. 이러한 물질들은 앞으로 수세기가 지나면 물질에 따라서 어느 정도 인체가 적응하여 일정한 농도 이하에서는 안전할 수도 있다. 인체는 외부에서 독성물질이 들어오면 자신을 보호하기 위해 생체전환(biotransformation) 과정을 거쳐 대부분 무독화하거나 밖으로 배출한다. 하지만 내분비장애물질(환경호르몬물질)은 인체에 축적되어 피해를 준다.

그동안 "모든 물질은 독성이 있다. 그러나 독성 반응과 효능의 차이는 적절한 용량이다(All substances are poisons; there is none which is not a poison. The right dose differentiates a poison and a remedy)"는 독성학의 핵심 명제였는데, 이것이 최근 맞지 않다는 것이 확인되고 있다. 기본적으로 외부 독성물질의 인체 내 반응은 용량에 비례하고 어느 정도는 안전하다는 뜻인데, 연구에 의하면 반응이 용량에 비례하지 않으며 매우 적은 용량에서도 독성 반응이 나타나고 높은 용량에서도 용량에 비례하지 않는다는 것이다. 특히 생활 화학물질의 독성은 전에는 전혀 문제가 되지 않는다고 생각하였는데, 일상생활에서 사용하는 용량이 매우 낮은 저용량(low dose)에서 문제가 되기 때문이다.

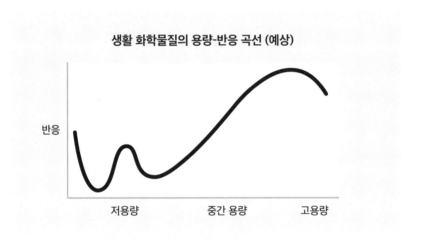

생활 화학물질의 용량-반응 곡선 (예상)

(4) 불편한 삶이 건강에 좋다

한겨레와 아이쿱생활협동조합이 495명을 대상으로 몸의 유해물질 'body burden 줄이기' 친환경 생활체험 프로젝트를 실시하였다. 그 결과 프로젝트 전에 비해 환경성 페놀류가 20~64%, 프탈레이트류가 10~26% 감소하였고 이외에 체내 환경호르몬이 감소한 것을 확인하였다. 주요 프로젝트 내용은 식품첨가물이 함유된 가공식품을 피하는 식습관, 생활 화학용품 사용량을 줄이거나 친환경 제품으로 바꿔 쓰는 노력, 손을 자주 씻고 물을 많이 마시는 생활 등이었다. 이 중에서 체내 환경호르몬 감소에 가장 많이 기여한 것은 플라스틱용기, 화장품, 세제류, 샴푸, 린스, 바디워시, 클렌징용품, 방향제 등의 교체, 물 많이 마시기, 손 씻기 등이었다. 프로젝트 시작 전후 참가자들의 소변에서 환경성 페놀의 비중을 각각 측정하여 비교한 결과 모두 크게 감소하였다. 비교적 짧은 기간 동안에도 친환경 생활습관은 상당한 효과가 있는 것으로 밝혀졌다. 환경호르몬 농도 감소 이외에도 산화손상 지표 변화도 측정하였는데 참가자의 67%에서 감소하였다.

(5) 올바른 대처는

과거의 삶인 자연으로 되돌아가거나 불편하게 사는 게 정답이다. 자연으로 되돌아가는 것은 산속에 사는 자연인 등 극히 일부 사람을 제외하고는 불가능하다. 그러나 좀 불편하게 사는 것은 가능할 수 있다.
일상생활에서 화학물질 관리는 어떻게 해야 하는가?

- 생활 주변에서 사용하는 물건은 가능한 자연에서 생산되거나 천연 재료로 된 것을 사용한다.
- 안전한 조리 기구를 선택하고 올바르게 사용한다.
- 가능한 식품회사에서 제품화된 식품보다 시장에서 재료를 사다가 조리한다.
- 특히 임신 중에는 크기가 큰 해물 섭취를 줄인다.
- 특히 목욕제품, 화장품의 종류를 대체하거나 사용량을 줄인다.
- 임신 전이나 중에 화학물질 사용량을 줄인다.

- 자주 환기한다.
- 더 오염된 지역을 피하고 자주 들이나 산, 시골에 간다.
- 벽지, 바닥재 등 집안의 인테리어에 친환경 건축자재를 사용한다.
- 가능한 카드 영수증을 주고 받지 않는다.
- 플라스틱, 페트병, 물티슈 등의 사용을 자제한다.
- 과일, 채소를 씻어 먹는다.
  - 음식 조리 전이나 먹기 전 농산물을 물로 씻는다.
  - 농산물을 씻을 때 물을 받아 2~3회 씻는다.
  - 농산물을 씻을 때 씻는 물에 소금을 추가한다.
  - 과일의 껍질을 벗기고 먹는다.
  - 채소는 뜨거운 물로 데치고 그 물은 버린다.
  - 채소를 살짝 삶거나 데쳐서 먹는다.
  - 가장 바깥쪽 잎은 제거한다.
  - 식초, 소금물에 절여서 먹는다.
  - 유기 농산물을 구입한다.

9

불평등, 빈곤사회에서 건강관리법

건강은 질병의 생물학적 속성보다는 특히 다양한 사회적 맥락 및 문제들과 관련이 있다. 권력, 돈, 자원 등의 사회적 요소가 크게 영향을 미친다는 뜻이다. 이러한 요소들이 불평등한 사회는 이들에 대한 접근도 불평등하다. 건강에 영향을 미치는 사회적 요소들은 모든 인간들에게 공평하거나 동일하게 분포되어 있지 않다. 건강관리에서 정치, 경제, 사회보장제도 등의 역할은 매우 중요하다. 불평등은 정치의 문제이고 빈곤은 경제의 문제이다. 불평등과 빈곤은 서로 밀접한 영향을 미치는데, 불평등은 빈곤을 만들고 또한 악화시킨다.

1) 불평등과 건강*은 밀접한 관련이 있다

(1) 불평등이 심각하다

으로 정치적으로는 차별, 소외, 박탈감,
고립의 의미이며, 경제적으로는 수입,
재산이 일부 개인, 계층으로 너무 집중
되어 극소수 계층은 너무 부자이고 대
다수는 상대적으로 빈곤, 가난해지는
현상이다. 이러한 정치·경제적 불평등
이 건강에 큰 영향을 미치게 된다. 그동
안 알려진 건강 영향 요소(중요 순위별)
는 미세먼지, 흡연, 비만 등이었는데, 최
근 연구 결과에 의하면 건강 결정 요소
중 1위는 경제적 빈곤(가난)으로 나타
났다. 가난, 빈곤은 장기간의 불평등, 부
자유, 고립, 비위생, 소외, 굴욕, 만성 스
트레스 등을 의미하는 것으로 인간의
육체, 정신, 영적 등 모든 측면에 나쁜
영향을 미쳐 건강을 파괴한다.

상대적 박탈감은 수명을 줄이고 건강하지 못하게 하며 질병에 걸리게 한다. 한 연구에 따르면 미국의 가장 부유한 지역에 사는 백인 여성의 기대수명은 86세이나 가장 가난한 지역에 사는 흑인 여성의 경우는 70세에 불과했다. 영국의 공무원 1만 7,000명을 대상으로 조사한 결과 말단 공무원이 심장병으로 사망하는 비율은 고위 관료보다 4배 정도 높았다. 영국만 그런 것이 아니라 한국도 소득 상위 20%와 하위 20%의 기대여명 차이는 13년으로 소득 상위 20%가 하위 20%에 비해 무려 13년을 더 사는 것으로 나타났다.

불평등과 기대수명, 질병 발생 간의 관련성에 관한 국내외 연구는 넘친다. 한국도 불평등 문제가 영국, 미국 같은 나라와 비슷하거나 더 심각하다. 한국 사회의 불평등 구조는 오래 전부터 논의가 있어 왔지만 최근처럼 '국민정서'로 부각된 적은 없었다. 한국 사회의 계급 문제가 한계 상황에 도달했다는 증거이다.

강력한 계급 구조가 지배하고 있고 그 계급의 이동이 이전의 그 어느 때보다도 힘들어졌다. 이제는 개천에서 용 나오는 시대는 갔고 금수저 집안에서만 나온다. 우리나라 20세 이상 성인을 기준으로 자산 상위 10% 계층에 금융자산과 부동산을 포함한 전체 부의 66%가 쏠려 있으며, 하위 50%가 가진 것은 2%에 불과하다. 2019년 글로벌 웰스 보고서에 따르면 한국에서 약 100만 달러(12억) 이상의 자산을 보유한 백만장자는 74만 명이며, 글로벌 TOP 1%에 포함된 한국 성인은 80만 6,000명이었다.

또한 이 보고서는 전 세계 상위 0.9%가 전체 부의 44%를 차지한다고 하였다. 글로벌 차원의 심각한 양극화를 보여주는 결과이다. 현재 미국에선 상위 1%가 미국 연간 소득의 약 25%를 가져간다. 소득이 아닌 부의 측면에서는 상위 1%가 부의 40%를 장악하고 있다. 25년 전에는 이러한 비율이 각각 12%, 33%였음을 고려하면 상위 1%의 부와 소득이 시간이 지남에 따라 크게 증가하고 있음을 알 수 있다. 상위 1%의 소득은 지난 10년 사이 18%나 늘었지만 중간 소득층의 경우는 오히려 감소했다. 최근 수십 년 동안 이룬 성장의 모든 결실이 상위 1%에게 돌아갔다. 미국은 1%의, 1%에 의한, 1%를 위한 사회이다.

더욱 문제는 부의 세습이다. 최근 한국의 조사에 따르면 90%가 한국은 세습 사회라고 응답하였으며, 84.7%가 점점 세습이 심화되고 있다고 했다. 82.0%가 노력해도 계층 이동이 어렵다고 했다. 세습이 심한 곳은 재계, 정치권, 법조계 순이었다. 지금 한국 사회는 특히 세대 간에도 불평등이 심각하다. 또한 대기업과 중소기업, 정규직과 비정규직, 노동조합의 유무에 따라 신분이나 임금의 차별을 받는다. 그야말로 새로운 신분계급사회이다. 이 때문에 20, 30대들은 청년실업과 스펙 경쟁의 극심한 고통을 받고 있다.

건강, 삶의 질은 사회구조, 사회적 지위 및 계급, 불평등과 상관관계가 크다. 사회적 불평등으로 인한 박탈감이 주는 사회적, 심리적 영향은 건강 수준에 큰 영향을 미친다. 인간은 삶에서 필수적인 것을 충분히 가지고 나면 상대적인 것에 매우 민감해진다. 타인은 나에게 협력과 보살핌, 안전을 선사하는 최고의 자원이면서 동시에 최악의 경쟁자가 될 수 있다.

(2) 불평등의 이유

이처럼 불평등은 정말로 역사상 유례를 찾아보기 힘든 수준이다. 오늘날 전반적인 불평등을 살펴보면 특히 한국, 미국, 영국 등은 역사상 최악의 시기이다. 이러한 불평등은 인구의 극소수, 고작 1%가 막대한 부를 축적한 결과이다. 극단적인 불평등이다. 부의 분배를 살펴보면 불평등은 주로 최상위 0.1%에 기인한다. 이런 불평등은 지난 30년 넘게 사회, 경제 정책의 방향이 이동한 결과이다. 연구에 의하면 이 시기에 계속해서 각 나라의 정부 정책이 전체 국민의 의지와는 정반대로 부유층에게 막대한 이익을 주는 쪽으로 수정되었다. 국민 대다수는 30년 동안 실질소득이 정체되거나 오히려 감소되었다. 계급 이동성은 사회적으로나 의학적으로 매우 중요한 부분이다. 가난하게 태어나도 열심히 일하면 부자가 된다는 꿈은 미국, 한국, 영국, 기타 상당수의 나라에서 무너졌다.

부의 집중은 권력의 집중을 낳는다. 특히 선거비용으로 정당이 대기업의 주머니 속으로 한층 깊숙이 들어갈 수밖에 없을 때는 더욱 그렇다. 이 정치 권력은 부의 집중을 더욱 심화시키는 입법으로 전환되고 시간이 갈수록 이러한 과정이 더욱 악순환 된다. 특히 재정 정책, 규제, 기업 지배구조 규정, 기타 다양한 사회·경제적 정책이 가진 자의 쪽으로 편향된다. 부유층은 언제나 너무나 많은 정치·경제 통제권을 갖고 있다. 그들은 자신들에게 모든 이익을 주고 다른 사람들에게는 손해나 해를 끼치는 정책을 추구하고 있다. 최근 신자유주의와 불평등에 대해 날카롭게 비판하고 있는 노암 촘스키는《불평등의 이유》에서 부와 권력이 집중되는 10가지에 대해 아래와 같이 지적하고 있다.

- 민주주의를 축소하라
- 이데올로기를 형성하라
- 경제를 개조하라
- 부담을 전가하라
- 연대를 공격하라
- 규제를 관리하라
- 선거를 주물러라
- 하층민을 통제하라

- 동의를 조작하라
- 국민을 주변화하라

2) 빈곤과 건강은 큰 관련성이 있다

富益建 貧益病이다. 즉 부자는 더 건강하고 가난하면 병이 더 많다. 빈곤은 건강의 가장 큰 결정 요인이다. 돈을 잃으면 건강도 잃게 된다. 사람의 건강에 영향을 미치는 주된 요소는 종교나 문화, 국가가 아니라 소득이다. 국가나 사는 곳은 달라도 소득 수준이 같으면 인간의 삶이 놀랍도록 닮았고, 국가는 같아도 소득 수준이 다르면 삶의 방식이나 수준이 천차만별이다.

연구에 의하면 가계 수입이 늘어나면 생존 향상에 도움이 되며, 소득 수준이 높지 않더라도 수입이 늘어나면 심혈관 질환에 따른 사망률이 낮아진다. 2002~2013년 한국 국민건강보험공단 자료를 토대로 17만 명의 수입, 사인, 건강검진 등을 비교분석한 결과 소득 상위 30%의 사망률은 5.5%, 심혈관 질환 사망률은 1.2%로 나타났다. 소득계층에 따라 심혈관 질환 사망률이 다르다. 연구진은 소득분위에 따라 사망률이 달라지는 이유는 복합적인데 소득 하위층은 흡연, 운동 부족, 나쁜 식습관 등 건강 위험 요인이 영향을 미칠 뿐 아니라 고혈압, 고지혈증에 대한 치료 등 적절한 예방 조치를 받지 못해 사망률이 증가하는 것으로 추측했다. 소득 양극화를 완화하거나 기본소득 보장 등의 사회복지 정책이 국민 건강에 긍정적인 영향을 줄 수 있다는 의미이다.

'돈을 잃으면 건강도 잃는다'는 것을 데이터로 증명한 미국 연구도 있다. 미국 중년 8,700명을 대상으로 연구한 조사에서 재산 75%가 줄자 사망률이 2배로 늘었다. 또한 금융위기 때 비만, 당뇨 환자가 2.4%, 1.5% 증가하였다. 사회불황과 금융위기 등 사회적 상황이 건강에 영향을 미친다는 증거이다. 영

국의 연구에서도 경제적 불황이 당뇨, 비만, 정신 건강에 큰 영향을 미친다고
하였다. 2008년 금융위기를 기점으로 영국인 9,000명의 비만율이 4.1%, 고
도 비만율이 2.4% 증가하였고 당뇨병과 정신질환도 각 1.5%, 4.0% 증가하였
다. 더 흥미로운 결과는 금융위기 전후로 실질적인 실업률이 변하지 않았는
데도 건강은 급격히 나빠졌다. 이에 대해 불황에 따른 고용 등의 불확실성이
건강 악화의 주요 원인이었을 것으로 추측하였다.

옛 속담에 돈을 잃으면 조금 잃는 것이고 명예를 잃으면 많이 잃는 것이며 건
강을 잃으면 모두 잃는 것이라고 했는데, 돈을 잃으면 건강까지 잃는다는 것
으로 볼 때 이제 옛 속담을 바꾸어야 할 듯하다.

특히 노인 빈곤율이 46%로 OECD 국가 중 가장 높은 한국 노인의 높은 질
병 유병률, OECD 평균보다 3.2배 높은 자살률은 심각하다. 여기에 사회적으
로 경로(敬老)라는 말은 희미해지고 노인은 조롱, 멸시, 혐오 등으로 마음까지
병들어 있다.

3) 불평등과 빈곤은 악순환 된다

평등한 사회이거나 개인적으로는 지위가 높고 돈이나 재산이 많을수록 오래
살고 더 건강하다. 건강은 질병의 생물학적 속성보다는 평등과 불평등, 가난,
돈이나 재산 같은 사회·정치적 요소 등 다양한 맥락과 문제들이 관여해 매우
복합적이다. 그러나 이러한 요소들이 인간에게 동일하게 분포되어 있지 않다.
평등은 정치적 특성이고 가난, 돈, 재산은 경제적 특성이다. 이 둘은 서로 밀
접한 관련이 있다. 부는 권력을 낳고 권력은 더 많은 부를 낳는다. 불평등의
가장 중요한 측면은 정치적 권리의 불평등이다. 경제 불평등은 정치 불평등
을 낳을 뿐 아니라 더욱 심화시키고 정치 불평등은 다시 경제 불평등을 심화

시킨다. 부자들은 정치자금 기부 등을 이용해 자기들에게 부를 몰아주는 정책을 성사시킨다. 정치인들은 돈을 어떻게 지출할 것인가를 두고 '정치적인' 선택을 해야 한다. 1인 1투표권이 아니라 1인 1$권이다. 부자들을 위한 선택을 하게 된다.

불평등은 정치와 정책이 초래한 결과이다. 1%의, 1%에 의한, 1%를 위한 정치와 정책이다. 자본주의 및 민주주의 시스템의 불공정성, 즉 불공평이 원인이다. 이러한 불평등 문제는 20세기 자본주의가 낳은 문제라기보다는 20세기 민주주의가 낳은 문제로 진단한다. 정치와 정책이 불평등의 수준을 좌우한다는 것이다. 세계적 부자인 워렌 버핏은 "20년 가까이 계급전쟁이 계속되어 왔고 내가 속한 계급이 승리를 거두리라"는 발언으로 현실을 정확히 지적했다. 그러나 진짜로 불평등의 큰 문제는 총 수요와 경제를 악화시키고 사회를 크게 분열시키기 때문에 모든 국가, 가난한 자나 부자나 모두가 결국은 손해를 보거나 피해자가 된다는 것이다.

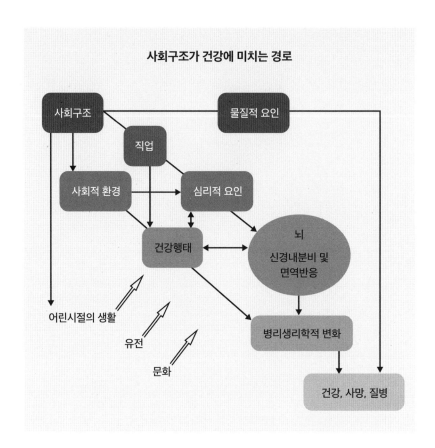

사회구조가 건강에 미치는 경로

4) 방법

(1) 격차를 줄이는 정치적 노력이 필요하다

건강하게 오래 사는 사람들은 대부분 소득이 높거나 안정되고 주거 환경이 좋으며, 건강에 좋은 음식을 먹고 꾸준히 운동을 하며, 스트레스를 덜 받는 생활을 하는 사람이다. 이처럼 부자들은 굳이 정부에 의존하지 않고도 교육,

의료, 개인 안전 등을 누릴 수 있다. 모든 것을 자신의 힘으로, 자비로 구입할 수 있다. 그동안 보건의료는 생물학적 특성을 매우 중요시하는 반면에 불평등이나 실업, 소득, 습관, 문화 등 사회적 환경의 문제에 대해 매우 무관심해왔다. 지금도 개개인의 생물학적 특성에 바탕을 둔 의료적 치료에 중점을 둔 보건의료 정책들이 대부분이다.

2018년에 한국의 건강형평성학회가 국내 광역시도 및 시군구별로 건강 불평등 현황을 조사한 결과를 보면 전국 어디서나 소득 상위 20% 계층이 하위 20% 계층보다 건강수명 및 기대수명이 모두 높았다. 서울시 각 자치구에서도 기대수명의 차이가 있었는데 강남구가 84.8세로 가장 높았고 금천구는 81.7세로 가장 낮았다. 서울시 안에서도 기대수명에 큰 차이가 있는 것이다.

이러한 건강 불평등을 해결하기 위해 WHO가 "한 세대 안에 격차 줄이기"란 보고서에서 제시한 방안은 권력, 돈, 자원의 불공평한 분포 등을 개선하는 것이었다. 불평등한 사회는 권력, 돈, 자원에 대한 접근도가 불평등하기 때문이다. 특히 저소득층의 식품에 대한 접근 장벽을 해결하기 위해 정부가 식품을 생산하는 기업을 지원하여 가격을 낮추는 식품 공급 정책을 펼칠 수 있다. 건강 유지 및 관리는 질병의 생물학적 속성보다는 다양한 사회적 맥락과 문제들을 개선하기 위한 공동의 노력이 매우 중요하고 효과적이기 때문이다. 그러나 아무리 좋은 방안이 있다 하더라도 이러한 방안들을 정책화 하거나 실행하는 것은 결국 정치이다.

2017년 미국의 네브라스카 링컨대 연구팀이 정치가 정신적, 신체적 건강에 영향을 미치는지를 연구하기 위해 전국에서 800명을 뽑아 질문을 던졌다. 연구 결과 응답자 중 38%가 정치를 스트레스의 원인으로 꼽았고, 26%는 자신이 지지하는 후보가 패했을 때 우울해했으며, 32%는 친구와 자신의 견해가 달랐을 때 스트레스를 받았다고 하였다. 또한 정치는 정신뿐 아니라 신체에도 영향을 미쳤다. 응답자 중 18%가 정치 때문에 수면장애가 있었고, 25%는 서로 다른 정치적 견해 때문에 친구 관계에서 문제가 생겼으며, 4%는 정치 때문에 자살을 생각한 적도 있다고 하였다. 실제로 집권 정당에 따라 미국인의 자살률이 증가 또는 감소하였는데, 공화당이 정권을 잡았을 때는 증가하였고 민주당이 정권을 잡았을 때는 감소하였다.

(2) 사회보장제도의 강화가 필요하다

돈(수입, 재산)은 건강을 전제하며 보장한다. 인간에게서 돈은 자유이고, 독립이며, 자신감이고, 우월감이며, 행복이다. 그리고 건강을 보장하는 중요한 요소이다. 모든 보건의학 연구에서 돈과 건강, 질병은 서로 밀접한 관련성이 있는 것으로 확인되고 있다. 돈이 많을수록 건강 상태는 더 좋다. 돈은 건강을 위해 반드시 필요한 요소이다. 그러나 과거에 비해 부의 불평등은 매우 심각하고 앞으로 그 정도가 더 심해질 수 있다. 부의 편중이 심할수록 대다수 사람들의 수입과 재산은 적어지거나 없어진다. 필연적으로 상당수 사람들의 건강 문제가 심각해지게 된다. 이들을 위한 기본소득 보장, 의료, 공공서비스 등 사회보장제도의 강화가 중요하다.

이외에도 불평등을 줄일 수 있는 사회적 경제를 통한 공유경제 강화, 시민을 살아 있게 할 대안으로 기본소득 확보, 최저임금 인상 등의 방안이 필요하다. 의학자인 비르효는 의학은 사회과학이요, 사회과학은 넓은 의미에서 의학이라고 했다. 즉 의료와 사회과학은 같고 의료에서 사회·정치적 문제는 절대적이라는 뜻이다. 훌륭한 지도자나 대통령은 만 명의 의료인 역할을 한다는 말이 있다. 정치를 잘하면 그만큼 그 나라 국민들이 건강하고 편안하게 살 수 있기 때문이다. 이런 면에서 볼 때 정치학, 경제학 등의 사회과학은 넓은 의미에서 의학이고 건강관리학이다.

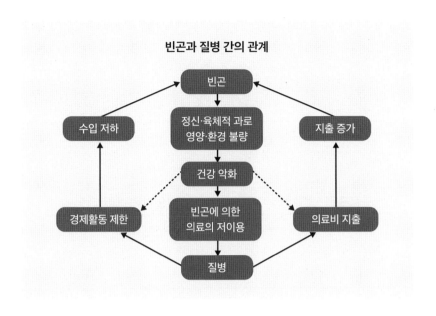

빈곤과 질병 간의 관계

- 빈곤
- 수입 저하
- 정신·육체적 과로 영양·환경 불량
- 지출 증가
- 건강 악화
- 경제활동 제한
- 빈곤에 의한 의료의 저이용
- 의료비 지출
- 질병

(3) 상호 존중과 협동의 사회적 공동체 지향이 중요하다

건강 유지와 관리에서 지역사회 주민의 상호 존중과 협동 정신, 공동체 사회 지향이 매우 중요하다. '로제트 효과'라고도 한다. 미국인의 사망 원인 1위가 심장병인데 펜실베이니아 주 북부에 있는 로제트 마을에서는 55~64세 사이 주민들의 심장병 사망률이 거의 '0'에 가까웠다. 65세 이상 노인들의 심장병 사망률은 전국 평균의 절반도 되지 않았고 전체 사망률의 1/3 정도로 낮았다. 그러나 바로 이웃한 옆 방고 마을의 경우에는 미국 평균과 크게 다르지 않았다. 그 원인은 이후 여러 연구를 통해 밝혀졌는바 의학의 범위를 크게 넘어서는 지역사회에 있었으며, 마을 주민 간의 상호 존중과 협동을 기초로 하는 공동체가 사람들을 건강하게 하였다. 사회적 연결망과 응집력, 사회자본, 그리고 사람들의 생활이 지역사회를 매개로 통합되는 것이 건강관리와 유지에 중요하다는 것이다. 직접적인 심장병 사망률 저하, 건강관리뿐 아니라 범죄율, 공공부조 신청 등도 적었는데, 삶의 여러 영역에 걸친 통합적 효과이다. 서로 존중하고 협동하는 것을 기초로 사회적 연결망과 지지 체계가 갖추어진 지역의 건강 수준이 높다. 이런 지역일수록 불평등과 차별이 적고 낙오자가 드물기 때문이다. 공동체와 지역사회에 대한 강한 소속감은 선순환 과정의 결과이다.

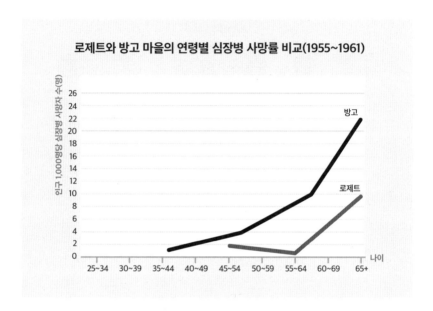

10

한약 건강관리법*

약물(주로 양약)은 질병이 발생하고 나서 치료 목적으로 사용하지만 한약은 치료뿐 아니라 건강 증진과 유지 수단으로도 사용한다. 한의학의 이론에 따라 약물을 복용함으로써 신체를 건강하게 하고 질병의 원인이 침입하는 것을 막는다. 약물 복용은 허약함을 보강하고 正氣(정기)를 증강시키며 체질을 개선하고 병을 치료한다.

* 약물 건강법이라고도 한다.

1) 인체에 미치는 영향

● 질병을 예방하고 노화를 지연시킨다.

한약은 올바르게 복용하는 경우 인체의 기능을 조절하고 장부를 補益하며 氣血을 자양시켜 질병 예방은 물론 장수 효과를 기대할 수 있는 가장 기본적인 방법이 된다. 한의학과 중의학에서 한약 건강관리법을 활용한 역사는 매우 오래되고 내용도 풍부하다. 인간의 노화는 자연스런 과정이므로 불가역적이지만, 한약을 잘 복용하게 되면 질병을 효과적으로 예방하고 체질 증강을 통하여 장수할 수 있다. 다만 한약 건강관리를 하는 동시에 기타 양생법을 병행하여야 한약의 효력을 높일 수 있다. 동시에 氣血을 보양함으로써 질병 예방과 노화 방지의 목적을 달한다.

● 체질과 면역력을 강화한다.

체질은 선천적, 후천적 요인에 의해 이루어진 개체의 특정한 경향으로 구조적 형태, 대사 상태, 생리 기능의 차이를 말한다. 이와 같은 체질의 차이는 질병 요인에 대한 감수성을 다르게 하고 질병의 발전 경향에도 영향을 주므로, 이러한 경향을 이해하고 인체 기능의 편중과 氣血의 다소에 따라 적합한 補益 약물을 선별해야 효과를 볼 수 있다.

이와 같은 방법을 통해 체질의 치우침을 바로잡고 체력을 증강시켜 질병에 대한 저항력을 향상시키게 된다. 다만 주의할 것은 補法은 단순히 채워주기만 하는 "補益"이 아니고 조절을 통한 補法이다. 체질이 허약한 것은 단순하게 나타나지 않고 복합적인 양상을 나타내기 때문에 여러 가지를 고려해야 한다.

2) 방법

(1) 개별 한약

건강에 유익한 한약은 오래 전부터 활용되어왔다. 역대의 건강관리 학자들은 건강관리에 유익한 약물에 관하여 풍부한 경험을 쌓아 건강에 많은 기여를 하였다. 평소 흔히 사용할 수 있고 건강에 좋은 약물은 다음과 같다.

최근의 연구 결과 人蔘(인삼)은 신경전도를 가속화하고 조건반사의 강도를 증강시킴으로써 인체의 활동 능력을 향상시키고 피로를 감소시킬 수 있다는 사실이 밝혀졌다. 인삼은 뇌하수체(副腎系統)를 자극하여 인체의 저항력을 증강시키고, 콜레스테롤 대사를 조절하여 고콜레스테롤혈증의 발생을 억제하며, 조혈기관을 자극하여 그 기능을 왕성하게 한다. 또한 소화, 흡수와 대사 기능을 개선하여 식욕을 증진시킨다. 黃精(황정)은 아드레날린이 야기하는 혈당 과다를 억제하는 성분이 있어 동맥경화증 및 지방간을 방지하는 작용을 한다. 何首烏(하수오)는 동맥경화의 발생을 억제하고 유지질(리포이드)이 혈청 속에 체류하거나 동맥 내막으로 스며드는 것을 방지하여 지방을 낮추는 작용을 하며 혈청의 콜레스테롤 함량을 떨어뜨린다. 또한 부신을 제거한 쥐를 어느 정도 굶긴 후에 하수오를 투약한 결과 간 글리코겐 수치를 높일 수 있음이 밝혀졌다. 熟地黃(숙지황)은 혈당을 낮추는 작용이 있으며, 또한 사염화탄소 중독성 간염에 걸린 쥐에게 숙지황을 투약한 결과 간을 보호하여 간 글리코겐의 감소를 억제할 수 있음이 밝혀졌다. 白朮(백출)은 간장 보호 및 항조혈 작용이 있으며, 白朮을 먹인 동물의 경우 체중이 두드러지게 증가하였다. 또한 白朮은 식도암 세포의 번식을 억제하는 작용을 한다. 補骨脂(보골지)에 포함된 소랄렌은 관상동맥을 현저하게 확장시키는 작용을 하며, 항암 작용은 물론 화학, 방사선 치료로 야기된 백혈구 감소를 다시 끌어올리는 작용도 있다. 枸杞子(구기자)는 사염화탄소로 야기된 간 손상에서 지방이 간세포에 쌓이는 것을 억제하고 간세포의 생성을 촉진한다. 또한 동맥경화증을 예방하고 콜레스테롤 및 혈당을 낮추는 효능도 있다. 紫河車(자하거)는 면역 작용이 있는데 자하거의 감마글로불린에는 항체 및 디프테리아혈청의 면역인자가 함유되어 있어 홍역, 간염, 유행성 감기를 예방하고 저항력을 증강시키는 작용을 한다. 쥐 실험 결과 식별 능력과 기억 능력을 향상시키고 피로와 산소 결핍을 견디는 능력을 증강시키며, 대식세포와 망상내피계의 식기능 및 용혈항체 생산을 촉진하고, 또한 대뇌피층의 흥분, 억제 기능을 강화하며, 아울러 강심 작용과 부신피질 계통의 기능을 촉진하는 작용이 있음이 밝혀졌다.

이외에도 홍삼 대추 산약 산사 산수유 천문동 여정자 오미자 우슬 백작약 옥죽 생지황 석곡 석창포 용안육 동충하초 당귀 육종용 결명자 서양삼 두충 창출 영지 사삼 검실 귀판 아교 맥문동 사원자 공사인 백복령 백자인 호두 연자 당삼 상심자 국화 황기 녹용(녹각) 음양곽 토사자 흑지마 꿀 감초 산조인 한련초 복분자 등이 사용된다.

(2) 한약 처방

대표적인 한약 처방인 경옥고(瓊玉膏)는 면역 기능을 조절하여 질병을 예방하는 효능이 있는데, 그 중 靈芝, 黃芪, 五加皮가 실험동물의 수명을 연장하는 효능이 있음이 밝혀졌다. 다른 연구에서는 黃芪가 자연 노화를 완화하여 세포의 수명을 연장할 수 있음이 증명되었으며, 何首烏 역시 세포의 수명을 연장하는 작용이 있다. 이외에도 供辰丹(공진단), 胡桃丸(호도환), 牛髓膏子(우수고자), 二精丸(이정환), 首烏延壽丹(수오연수단), 陽春白雪膏(양춘백설고), 輕身散(경신산), 五芝地仙金髓丹(오기지선금수단), 九轉黃精丹(구전황정단), 保養延壽不老丹(보양연수불로단) 등이 있다.

3) 반드시 주의사항을 지켜야 한다

인간의 生, 長, 壯, 老, 死는 막을 수 없는 자연법칙이다. 건강 증진의 효능을 지닌 한약이라고 할지라도 질병을 예방하거나 건강 회복에 도움을 주고 체질을 증강시켜 수명을 좀 연장할 뿐이다. 그러므로 건강 증진에 유익한 약물을 복용한다고 해도 반드시 다른 건강관리법과 꾸준히 같이 해야만 장수의 목적을 누릴 수 있고 약물의 효능도 높일 수 있다. 아울러 신체 상태에 알맞게 약물을 복용해야 좋은 효과를 거둔다. 자칫 약물을 남용하면 오히려 역효과를 가져와 건강을 해치고 수명을 더 줄일 수도 있어 신중하게 사용해야 하며, 약물에만 의존하여 건강장수를 얻으려고 해서는 안 된다.

건강 유지와 질병 예방의 목적으로 보약을 복용하는 것은 옳은 방법임에도 불구하고 지나치게 강한 보약을 편중되게 사용하면 오히려 원래의 목적을 달성할 수 없게 된다. 따라서 보약의 처방구성은 화평하고 완만하게 조절해서 처방을 신중하게 선택해야 하며, 유기적으로 조화되도록 해야 질병 예방 및 노화 방지의 목적을 달성할 수 있다. 약물 남용도 역시 인체에 피해를 초래하므로 무절제하게 남용해서는 안 된다. 대체로 正氣가 부족하거나 체질이 약하고 질병을 앓는 환자는 젊었을 때부터 보약을 복용하여도 되지만 건강한 체질은 50, 60세 이후부터 보약을 복용하고 노년기에도 약물은 일정한 간격으로 복용하는 게 바람직하며, 약물 복용 중에 부작용이 나타나면 바로 중단해야 한다.

11

장내 미생물 건강관리법

최근 들어 몸 안의 장내 미생물이 인간의 건강을 지킬 수 있는 21세기 의학에서 가장 혁신적이고 획기적인 역할을 하며, 뇌를 조절하고 인체 내 면역 기능을 담당하는 것으로 알려지고 있다. 이외에도 자폐증, 우울증, 당뇨병, 치매 등의 각종 질병을 좌지우지한다는 사실은 의학적으로 놀랍기까지 하다.

장내 미생물은 인간의 생로병사의 비밀을 푸는 최후의 열쇠라고 할 수 있을 만큼 중요하다. 그동안 모든 미생물을 박멸의 대상으로 본 것은 인체를 의학적으로 잘못 정의하거나 무지한 결과이기도 하지만 인간이란 생명체의 정의나 규정을 잘못한 결과이다. 원래부터 인간은 미생물과 공동체의 삶을 살아오고 있었다. 아니 인간은 미생물과 함께 산다고 하지만 좀 더 정확하게 말하면 미생물로 이루어진 미생물 덩어리였고 인간이 도리어 미생물에 기생하는 형편이었다. 인간은 10조 개의 세포와 100조 개의 미생물로 구성되어 있어 전체의 10%만 인간(인체)이고 나머지 90%는 미생물이다. 이러한 구성비로만 보아도 인간의 구성성분 대부분이 미생물 덩어리라고 할 수 있다. 이에 따라 유진 로젠버그(Eugene Rosenberg)는 인간 등 숙주와 미생물의 조합을 전생물체(holobiont)라고 불렸으며, 숙주와 미생물을 상호의존적이고 진화적으로 필연적인 관계에 있는 전생물체를 자연선택이 작용하는 새로운 숙주의 생명체로 보았다.

1) 인체에 미치는 영향

● 장은 제2의 뇌이다.

신경계 하면 뇌나 척수를 생각하는 경우 중추신경계만을 의미한다. 그러나 신경계는 중추, 말초신경계뿐 아니라 소화관과 연결된 내장신경계도 있다. 장(腸)에는 신경세포가 무수히 많기 때문에 이를 총칭해 '제2의 뇌'라고 부른다. 제2의 뇌인 장은 근육, 면역세포, 호르몬을 조절할 뿐 아니라 인체에 필요한 여러 물질을 만든다. 예로 항우울 호르몬인 세로토닌의 80~90%를 장의 신경세포가 만든다. 장이 뇌보다 더 많은 세로토닌을 만드는 것이다. 최근에는 장이 제2의 뇌라는 별칭에서 시사하듯이 두 번째가 아니라는 의견도 있는데, 장은 뇌로부터 독립적으로 작용해 뇌의 도움 없이 많은 기능을 통제할 수 있다는 것이다. 따라서 상당한 신체적, 정신적, 정서적 질병의 발생, 악화 등과 관련성이 있다.

● 미생물은 면역반응의 조절을 관리한다.

장(腸)에는 장 림프조직(GALT)이란 자체 면역계가 있다. 장 림프조직은 인체 총 면역계의 70~80%를 차지한다. 이 정도로 장은 면역계에서 중요한 역할을 한다고 볼 수 있다. 장내 세균과 면역세포는 신호를 서로 전달하며 미생물은 면역계를 감시하고 교육하는 것으로 알려져 있다. 이 중 장에 사는 나쁜 균인 병원균은 여러 질병을 일으킬 뿐 아니라 장의 면역계와 작용하여 염증이나 스트레스 반응 체계를 작동시키거나 통증 감각을 바꾸기도 한다. 반면에 인체에 유익한 균은 면역계, 내분비계와 긍정적으로 상호작용하면서 해로운 균의 수나 효과를 최소화하고 코르티솔, 아드레날린 등 스트레스 호르몬의 분비를 억제한다.

2) 미생물과 질병

인간의 상당수 질병은 장(腸)에서 시작된다. 그만큼 장내 미생물이 건강관리나 질병 발생 또는 치료에 중요하다는 뜻이다. 현재까지 밝혀진 장내 미생물 관련 질병들이다. ADHD, 천식, 자폐증, 치매, 알레르기, 음식 민감성, 만성 피로, 우울증 및 불안증을 포함한 기분장애, 당뇨병, 당 및 탄수화물 중독, 과체중, 비만, 저체중, 기억력 및 주의력 결핍, 만성 변비, 설사, 잦은 감기 및 감염, 셀리악병, 과민성 대장 증후군 및 크론병을 포함한 내장장애, 불면증, 관절염, 고혈압, 아테롬성 동맥경화증, 여드름 및 습진 같은 피부병, 구취, 치주염 등의 치과 질환, 투렛증후군, 과도한 생리증후군과 폐경증후군, 기타 많은 증상 등이다.

3) 방법

● 자연적인 삶이 더 좋다.

그동안 비위생, 더러움은 비문명, 저급, 야만이란 의미와 동일했다. 멸시의 대상이었다. 그러나 자연적 삶은 건강 측면에서 엄청난 가치가 있다. 점점 깨끗해지는 생활환경과 심장병, 자가면역질환, 암, 치매 등의 난치성 만성 질환이 서로 연관되어 있는 것으로 알려져 있기 때문이다. 특히 위생적인 서양 문명, 생활수준 및 식단과 항생제로 인해 세균 종의 다양성이 감소됨으로써 대부분 농업에 종사했던 전통 사회에서 찾아보기 힘든 서구형 질병이 증가하고 있다. 현대인의 생활습관과 미생물군 간의 부조화 때문인 것으로 전문가들은 진단한다. 미생물은 인체의 세포와 마찬가지로 생체의 일부이고 동시에 생존의 일부이다. 인간의 생존뿐 아니라 건강을 위해 미생물은 절대적으로 필요하다. 자연친화적 생활이 정답이다.

● 장내 미생물을 공급한다.

우리 몸에는 다양한 장내 세균이 존재하지만 후벽균인 Firmicutes, 의간균인 Bacteroidetes 등이 90% 이상을 차지한다. 주로 후벽균과 의간균의 비율이 건강과 질병 위험을 결정하며 동시에 세균의 다양성과 세균 종의 비율도 중요 요인이다. 크게 건강에 유익한 균, 중간 균, 해로운 균으로 구분하는데, 이 중 건강에 큰 영향을 미치지 않는 중간 균이 대부분이고 중간 균은 유익한 균과 해로운 균의 힘의 영향에 따라 유익한 균 또는 해로운 균으로 변하기도 한다. 이러한 균들이 서로 균형을 이루는 상태가 건강한 상태이지만 과도한 항생제 사용 등 현대인의 바르지 않은 생활로 장내에는 건강에 해로운 균이 많은 상태이다. 따라서 외부에서 유익한 균이 잘 생존하고 증식할 수 있도록 영양을 공급하거나 유익한 균을 직접 공급하면 좋다.

유익한 균을 프로바이오틱스(probiotics)라고 하는데 비피더스균이나

젖산균 등이다. 이러한 프로바이오틱스가 풍부한 음식으로는 한국 김
치(독일식 김치 포함), 요구르트 같은 우유 발효 식품, 캐피어, 콤부차, 템페,
키플, 절인 과일 및 채소, 발효 고기나 생선, 달걀 등이 있다. 또한 프로
바이오틱스는 약국에서 쉽게 구입할 수 있고 제품마다 여러 종류의 유
산균으로 만들어져 있다. 본인에게 맞는 제품을 선택하면 된다.

참고 문헌

· 허준. 동의보감. 남산당

· 타라 파커포프. 연애와 결혼의 과학. 믿음사

· 데이비드 버스. 욕망의 진화. 사이언스북스

· 오언 존스. 기득권층. 북인더갭

· 션 B 캐럴. 한 치의 의심도 없는 진화 이야기. 지호

· 네이선 렌츠. 우리 몸 오류 보고서. 까치

· 마이클 머피, 루크 오닐. 생명이란 무엇인가? 그 후 50년. 지호

· 로버츠 프랭크, 필립 쿡. 승자독식사회. 웅진지식하우스

· 장 지즐러. 왜 세계의 절반은 굶주리는가? 갈라파고스

· 에모토 마사루. 물은 답을 알고 있다. 나무심는 사람

· 피터 J 리처슨, 로버트 보이드. 유전자만이 아니다. 이음

· 장지청. 황제내경. 인간의 몸을 읽다. 판미동

· 박찬국. 한의학 특강. 한뜻

· 로버트 새폴스키. 스트레스. 사이언스북스

· 에론스트 페터피셔. 인간. 들녘

· 버니 시겔. 사랑은 의사. 고려원

· 마루야마 도시아키. 氣란 무엇인가. 정신세계사

· 존케이. 사랑의 진실. 에코리브르

· 대니얼 리버먼. 우리 몸 연대기. 웅진지식하우스

· 미주노 남보꾸. 食은 운명을 좌우한다. 태일출판사

· 니컬러스 크리스태키스, 제임스 파울러. 행복은 전염된다. 김영사

· A. L. 바라바시. 링크(linked). 동아시아

· 로리 에슈너, 미치 메이어슨. 사람은 왜 만족을 모르는가? 에코의 서재

· 존 H 밀러. 전체를 보는 방법. 에어도스

· 조셉 스티글리츠. 거대한 불평등. 열린책들

· 제레드 다이아몬드. 총, 균, 쇠. 문학사상사

· 김정희. 도대체 건강이란 무엇인가. 가산출판사

· 산제이 굽타. 건강수명 10년 늘리기. 넥서스BOOKS

· 노암 촘스키. 불평등의 이유. 이데아

· 폴 에얼릭. 인간의 본성(들). 이마고

· 기코르노. 마음의 치유. 북폴리오

· 전국한의과대학 예방의학교재 편찬위원회. 예방한의학과 공중보건학. 푸른솔

· 전국한의과대학 예방의학교재 편찬위원회. 양생학. 계축문화사

· 배병철. 황제내경(소문). 성보사

· 廣州中醫葯大學(中醫豫防醫學)編委會. 中醫豫防醫學. 廣州科技出版社

· 宋爲民, 羅金才. 未病論. 重慶出版社

· 두호경. 동양의약은 어떤 학문인가?. ㈜교학사

· 계명찬. 화학물질의 습격(위험한 시대를 사는 법). 코리아닷컴

· 토드 로즈. 평균의 종말. 21세기북스

· 진교훈. 의학적 인간학. 서울대학교출판부

· 한달선. 건강, 의료, 사회. 한국문화사

· E. 슈뢰딩거. 생명이란 무엇인가. 한울

· 최종덕. 부분의 합은 전체인가. 소나무

· 黃泰康 王編. 甲醫養生學. 中國醫葯科技出版社

· 김광중, 김완희. 臟腑學의 이론과 임상. 일중사

· 마이클 로이진. 당신은 몇 살입니까. 뜬님

· 조셉 스티글리츠. 불평등의 대가. 열린책들

· 리처드 윌킨슨, 케이트 피킷. 평등이 답이다. 이후

· 리처드 윌킨슨. 평등해야 건강하다. 후마니타스

· 마이클 마멋. 사회적 지위가 건강과 수명을 결정한다. 에코리브르

· 김창엽. 빈곤과 건강. 한울아카데미

· 윌리엄 코커햄. 의료사회학. 아카넷

· 제프리 로즈, 케이 티 콰, 마이클 마멋. 예방의학의 전략. 한울아카데미

· 르네 듀보. 건강이라는 환상. 삼성미술문화재단

· 고와카 준이치, 마쓰바라 유이치. 생활속의 유해물질. 일월서각

· 데브라 데이비스. 대기오염 그 죽음의 그림자. 에코리브르

· 박상철. 한국의 100세인. 서울대학교출판부

· 에릭 J 카셀. 고통받는 환자와 인간에게서 멀어진 의사를 위하여. 코기토

· 에드워드 골럽. 의학의 과학적 한계. 몸과마음

· 제롬 그루프먼. 닥터스 씽킹. 해냄

· 버나드 타운. 치유의 예술을 찾아서. 몸과마음

· R. 네스, G. 윌리엄스. 인간은 왜 병에 걸리는가. 사이언스북스

· 한스 게오르그 가다머. 현대의학을 말하다. 몸과마음

· 로빈 베이커. 달걀껍질 속의 과학. 몸과마음

· 멜빈 코너. 현대 의학의 위기. 사이언스북스

· 앤서니 B. 앳킨슨. 불평등을 넘어. 줄항아리

· 김창엽. 건강할 권리. 후마니타스

· 김영주. 위험한 서양의학, 모호한 동양의학. 창해

· 유진규. 청결의 역습. 김영사

· 데이비드 펄머터. 장내세균 혁명. 지식너머

· 앨러나 콜렌. 10퍼센트 인간. 시공사

· 리처드 C 프랜시스. 쉽게 쓴 후성유전학. 시공사

· 샤론 모알렘. 유전자 당신이 결정한다. 김영사

· 네사 캐리. 유전자는 네가 한 일을 알고 있다. 해나무

· 프리초프 카프라. 생명의 그물. 범양사출판부

· 박영철. 독성학의 분자생물학적 원리. 한국학술정보(주)

· 모수미, 이연숙, 구재옥, 손숙미. 식사요법. 교문사

· Phyllis A. Balch, James F. Balch. 자연요법 원리와 영양치료 처방집. 언두출판사

· 전재우. 한방음식요법. 여강출판사

· 김종규. 식품위생학. 신광출판사

· 배상수. 신공중보건(건강사회를 향한 도전). 계축문화사

· Jennie Naidoo, June Coills. 건강증진 이론과 실제. 계축문화사

· 제럴드 N. 캘런헌. 감염. 세종서적

· 이재열. 바이러스 삶과 죽음 사이. 지호

· 양봉민. 보건경제학. 나남출판

· 이봉교, 김태희, 박영배. 한방진단학. 성보사

· S. Nassir. Ghaemi. 의사가 알아야 할 통계학과 역학. 황소걸음아카데미

· Kenneth J. Rothman. 역학원론. 문화출판사

· 전국대학 보건관리학 교육협의회. 생활과 건강증진, 계축문화사

· 대한예방의학회 편. 예방의학과 공중보건학. 계축문화사

· 박형종, 임재은, 김대희. 보건교육원리. 신광출판사

· 아쓰미 가즈히코. 왜 지금 통합의료인가. 홍익재

· 헬렌 피어슨. The Life Project(라이프 프로젝트): 무엇이 인생의 차이를 만드는가. 와이즈 베리

· 에볼리 핀켈. 괜찮은 결혼. 지식여행

· 제마 하틀러. 남자들은 항상 나를 잔소리하게 만든다. 어크로스

· 제임스 홀리스. 남자로 산다는 것. 더퀘스트

· 로즈 조지. 똥에 대해 이야기해봅시다. 카라칼

· Robert Nussbaum 등. Thompson & Thompson Genetics in Medicine. Elsevier Health Sciences

· 龔延賢. 壽世保元. 人民衛生出版社

· 李鵬飛. 三元延壽書. 이담

· 陶弘景. 養性延命錄. 학고방

· 海文琪. 順時養生. 中國輕工出版社

· 사라 네틀턴. 건강과 질병의 사회학. 한울아카데미

· 기타 상당수의 논문, 온라인(인터넷), 신문 등 자료